シリーズ編集　**中井俊樹**　愛媛大学教育・学生支援機構　教授

看護教育実践シリーズ **4**

アクティブラーニングの活用

編集　**小林忠資**　岡山理科大学獣医学部　講師
　　　鈴木玲子　埼玉県立大学保健医療福祉学部看護学科　教授

医学書院

〈看護教育実践シリーズ〉4
アクティブラーニングの活用

発　行　2018年9月1日　第1版第1刷Ⓒ
　　　　2021年6月15日　第1版第2刷

シリーズ編集　中井俊樹
　　　　　　　なかいとしき

編　集　小林忠資・鈴木玲子
　　　　こばやしただし　すずきれいこ

発行者　株式会社　医学書院
　　　　代表取締役　金原　俊
　　　　〒113-8719　東京都文京区本郷1-28-23
　　　　電話　03-3817-5600（社内案内）

印刷・製本　三美印刷

本書の複製権・翻訳権・上映権・譲渡権・貸与権・公衆送信権（送信可能化権を含む）は株式会社医学書院が保有します．

ISBN978-4-260-03646-7

本書を無断で複製する行為（複写，スキャン，デジタルデータ化など）は，「私的使用のための複製」など著作権法上の限られた例外を除き禁じられています．大学，病院，診療所，企業などにおいて，業務上使用する目的（診療，研究活動を含む）で上記の行為を行うことは，その使用範囲が内部的であっても，私的使用には該当せず，違法です．また私的使用に該当する場合であっても，代行業者等の第三者に依頼して上記の行為を行うことは違法となります．

JCOPY　〈出版者著作権管理機構　委託出版物〉
本書の無断複製は著作権法上での例外を除き禁じられています．複製される場合は，そのつど事前に，出版者著作権管理機構（電話 03-5244-5088，FAX 03-5244-5089，info@jcopy.or.jp）の許諾を得てください．

＊「看護教育実践シリーズ」は株式会社医学書院の登録商標です．

「看護教育実践シリーズ」刊行にあたって

　看護教員を対象とした研修を担当すると，参加者の教育に対する情熱に圧倒されることがあります。学生が就職してからも困らないように，教室の内外においてさまざまな試行錯誤をしていることがわかります。教育に対する思いや情熱は最も重要なのかもしれません。しかし，思いや情熱だけでは効果的に教育することはできません。

　「看護教育実践シリーズ」は，看護教育に求められる知識と技能を教育学を専門とする教員が中心となって体系的に提示することで，よりよい授業をしたいと考える看護教員を総合的に支援しようとするものです。つまり，教育学という観点から，看護教員の情熱をどのように学生に注げばよいのかを具体的にまとめたものです。

　読者として想定しているのは，第一に看護学生を指導する教員です。加えて，看護教員を目指す方，看護教員の研修を担当する方，病院で看護学生を指導する方にも役立つと考えています。看護分野の授業文脈で内容はまとめられていますが，他分野の医療職教育などにかかわる方にとっても役立つ内容が含まれています。

　看護教育のシリーズ本はこれまでにも刊行されてきました。医学書院で刊行された「わかる授業をつくる看護教育技法」や「看護教育講座」のように看護教育の方法を体系的にまとめたシリーズ本です。これらは，看護教員の教育実践の質を高めることに大きく寄与しました。本シリーズは，これらの貴重な成果を踏まえ，近年の教育学や看護教育学の理論と実践の進展に対応することで，新たな形にまとめたものです。

　本シリーズは全 5 巻で構成されています。『1 看護教育の原理』『2 授業設計と教育評価』『3 授業方法の基礎』『4 アクティブラーニングの活用』『5 体験学習の展開』です。それぞれが，1 冊の書籍としても読めるようになっていますが，全 5 巻を通して読むことによって看護教育の重要な内容を総合的に理解できます。

本シリーズを作成するにあたって，各巻の全執筆者との間で執筆の指針として共有したことが3点あります。第一に，内容が実践に役立つことです。読んだ後に授業で試してみたいと思うような具体的な内容を多数盛り込むようにしました。第二に，内容が体系的であることです。シリーズ全体において，看護教育にかかわる重要な内容を整理してまとめました。第三に，内容が読みやすいことです。幅広い読者層を念頭に，できるだけわかりやすく書くことを心がけました。つまり，役立つという点では良質な実用書であり，網羅するという点では良質な事典であり，読みやすいという点では良質な物語であるようなシリーズを提供したいと考えて作成しました。

　本シリーズが多くの読者に読まれ，読者のもつさまざまな課題を解決し，看護教育の質を向上させる取り組みが広がっていくことを願っています。

「看護教育実践シリーズ」編集　中井俊樹

はじめに

　2012年の中央教育審議会答申のなかでアクティブラーニングが取り上げられたことをきっかけに，多くの教育機関においてアクティブラーニングが推進されています。

　アクティブラーニングという用語は目新しいかもしれませんが，これまでアクティブラーニング自体が存在しなかったわけではありません。アクティブラーニングを学生が能動的に学習活動を行うことを指す言葉とすれば，学生が書く，議論する，発表する，小テストを受ける，体験するなど，多くの授業で行われてきました。その一方で，アクティブラーニングの意義や特徴を教員が十分に理解しないまま授業が展開してきたことから，学生が単に活動するだけという例も散見されます。アクティブラーニングの学習効果を高めるためには教員の考え方の転換と授業の工夫が求められるのです。

　本書は，アクティブラーニングを用いて授業をよりよくしたい，学生の学びを深めたいと考える看護教員に向けて，アクティブラーニングの実践の指針と具体的な方法を提供するものです。実践に役立つように，さまざまな具体例を組み込み，看護教育の文脈でアクティブラーニングをどのように活用できるのかという観点で内容をまとめています。

　本書では，アクティブラーニングの学習効果を高めるには2つの視点が重要であることを示しています。1つは，アクティブラーニングを授業のなかにどのように組み込んだらよいのかという設計の観点です。もう1つは，どのように学生を学習活動に積極的に参加させることができるのかという関与の視点です。アクティブラーニングの方法を授業の設計と学生の関与という2つの視点でまとめたという点が，本書の内容の特徴であると考えています。

　本書で使用する用語についてあらかじめ説明します。本書のタイトルにも含まれる「アクティブラーニング」という用語は，英語のactive learningの訳語として使用しています。「アクティブ・ラーニング」や「能動的学習」などと表記する文献もありますが，本書では引用箇所を除き「アクティブラーニング」で統一します。また，政策文書などで「学修」という用語が「学習」と区別して使用されますが，現時点ではこの2つの用語の差異が広く明確に共有されていないため，引用箇所を除き「学習」を使用します。「グループ」と「チーム」の2つの用語についても，同様に差異が広く明確に共有されていないため，アクティブラーニングの技法の名称を除き「グループ」で統一します。

また，アクティブラーニングには，学生が体験を通して学習する体験学習という要素もありますが，本書では，学生の主体的な学びに焦点を当ててまとめることにいたします。学生が体験を通して学ぶという視点は，本シリーズの『5 体験学習の展開』の巻でまとめたいと思います。

本書の刊行にあたり，看護教育に携わっている方をはじめさまざまな方々にご協力をいただきました。岡多枝子氏（人間環境大学），眞鍋瑞穂氏（人間環境大学），三並めぐる氏（人間環境大学），山口乃生子氏（埼玉県立大学）には，コラムをご執筆いただきました。須藤文氏（久留米大学），竹中喜一氏（愛媛大学），内藤知佐子氏（京都大学），牧野葵氏（福井市医師会看護専門学校）ほか多くの方々に，本書の草稿段階において貴重なアドバイスをいただきました。また，宮崎裕子氏（国立成育医療研究センター，前愛媛大学医学部看護学科学生），野村夏奈氏（愛媛大学医学部看護学科学生）には，資料の作成や書式の統一などにご協力いただきました。そして，医学書院の藤居尚子氏，木下和治氏，大野学氏には，本書の企画のきっかけをくださっただけでなく，多岐にわたる有益なアドバイスを伺うことができました。この場をお借りして，ご協力いただいた皆さまに御礼申し上げます。

2018年7月

編者　小林忠資・鈴木玲子

本書の構成と使い方

　本書は3部と付録から構成されています。第1部から順に読んでいくことを想定して書いていますが，自分の関心のあるところから読むという使い方もできます。どの章においても内容が章のなかで完結するように心がけて執筆しました。それぞれの内容は以下のようになっています。

　第1部では，アクティブラーニングの特徴と指針について理解を深めます。アクティブラーニングの背景や効果を理解したうえで，授業にアクティブラーニングを組み込むための設計の方法や授業における学生の関与を高める方法を理解することができます。

　第2部では，授業に組み込みやすいアクティブラーニングの基本的な技法を理解することができます。具体的には，書く活動，テスト，ディスカッション，グループ学習を授業に組み込むための方法や工夫を理解することができます。

　第3部では，発展的なアクティブラーニングの具体的な技法を理解することができます。複数の学習活動を組み合わせたアクティブラーニングの技法のうち，看護教育で用いられることの多いジグソー法，チーム基盤型学習，問題基盤型学習，探究学習を取り上げています。

　付録では，授業に役立つ資料をまとめています。アクティブラーニングを組み込んだ授業の学習指導案，チーム基盤型学習の問題の例，問題基盤型学習のスケジュールや教材の例，アイスブレイクに活用できるシートを掲載しています。また，本文中で**ディスカッション**🗝のように右肩に🗝がつけられた用語については，巻末の用語集にその用語の説明を記しています。

目次

「看護教育実践シリーズ」刊行にあたって············iii
はじめに············v
本書の構成と使い方············vii

第1部 アクティブラーニングの特徴と指針 ── 1

1章 アクティブラーニングの特徴を理解する ── 2

1 アクティブラーニングの定義を理解する············2
  1 アクティブラーニングとは············2
  2 アクティブラーニングの背景を理解する············3
  3 今日的な教育課題を理解する············5

2 アクティブラーニングの効果を理解する············6
  1 知識を理解し活用する············6
  2 社会的スキルを身につける············7
  3 多様な価値に気づく············8
  4 学び方を学ぶ············8

3 アクティブラーニングの課題を理解する············9
  1 授業時間内で教える内容を再考する············9
  2 消極的な学生の存在を理解する············10
  3 設計と関与で効果を高める············10

2章 アクティブラーニングを設計する ── 12

1 設計が効果を左右する············12
  1 単に取り入れるだけでは············12
  2 適切な設計で学習効果を高める············12

2 どのように授業のなかに位置づけるのか················13
1 学習目標に沿っている································13
2 学生の関心と能力にあっている····················14
3 知識の活用の前に知識の習得を····················15
4 授業時間外の学習を活用する························15
3 アクティブラーニングを組み立てる··················16
1 アクティブラーニングのプロセスを理解する······16
2 学習課題をつくる··································17
3 段階的に学習活動に取り組ませる··················18
4 学習を振り返る方法を決める······················18
5 さまざまな技法を参考にする······················19
4 学習課題を工夫する····································20
1 単調な活動にならないようにする··················20
2 特定の立場や状況を設定する······················20
3 個々の意見が反映できるようにする················21
4 本質的な問いを考えさせる························22

3章 学生の関与を高める — 23

1 アクティブラーニングに必要な学生の関与··········23
1 学生の積極的な関与が鍵····························23
2 学生の学習への関与を高める························23
2 学生の学習姿勢をつくる······························24
1 学習への関与を期待する····························24
2 学習活動の意義を説明する··························25
3 学習を円滑に進めるためのルール··················25
4 アイスブレイクを活用する··························26
3 学習活動のプロセスを支援する······················27
1 学生の学習活動を観察する··························27
2 教員が誘導しすぎない································28
3 学生の意見を認める··································28
4 情報や意見を整理する································29
5 ワークシートを活用する····························30

6 学習活動を振り返る・・・・・・・・・・・・・・・・・・・・・・・・・・・31
  4 学習環境を整える・・・・・・・・・・・・・・・・・・・・・・・・・・・・・・・・・・32
        1 学習活動にあわせて座席を配置する・・・・・・・・・・・・・・・・・32
        2 物理的制約のなかでも工夫する・・・・・・・・・・・・・・・・・・・・32

第2部 アクティブラーニングの基本的な方法 — 35

4章 書く活動を通して思考を促す — 36

  1 書くことは学習を促す・・・・・・・・・・・・・・・・・・・・・・・・・・・・・・36
        1 ロ―ステイクス・ライティングを組み込む・・・・・・・・・・・・36
        2 書く活動の意義を理解する・・・・・・・・・・・・・・・・・・・・・・・37
  2 目的に応じて書く活動を組み込む・・・・・・・・・・・・・・・・・・・・38
        1 説明を要約する・・・・・・・・・・・・・・・・・・・・・・・・・・・・・・・38
        2 既有知識を引き出す・・・・・・・・・・・・・・・・・・・・・・・・・・・38
        3 学習内容を要約する・・・・・・・・・・・・・・・・・・・・・・・・・・・39
        4 概念と概念をつなげる・・・・・・・・・・・・・・・・・・・・・・・・・・40
        5 自分の意見を明確にする・・・・・・・・・・・・・・・・・・・・・・・・40
        6 授業全体を振り返る・・・・・・・・・・・・・・・・・・・・・・・・・・・41
  3 書く活動におけるさまざまな工夫・・・・・・・・・・・・・・・・・・・・42
        1 できる範囲でコメントする・・・・・・・・・・・・・・・・・・・・・・・42
        2 ワークシートを保管する・・・・・・・・・・・・・・・・・・・・・・・・43
        3 ICTを活用する・・・・・・・・・・・・・・・・・・・・・・・・・・・・・・・43
        4 学生同士が協力して書く・・・・・・・・・・・・・・・・・・・・・・・・44
        5 レポート作成につなげる・・・・・・・・・・・・・・・・・・・・・・・・45

5章 学習を促すテストを組み込む — 47

  1 学習したことを長期的に記憶させる・・・・・・・・・・・・・・・・・・47
        1 聞くだけでは記憶に残らない・・・・・・・・・・・・・・・・・・・・・47
        2 テストで思い出す機会をつくる・・・・・・・・・・・・・・・・・・・47
  2 テストの方法を理解する・・・・・・・・・・・・・・・・・・・・・・・・・・・48
        1 テストを組み込む際の検討すべき点・・・・・・・・・・・・・・・48

2 学習目標に適したテストをつくる ･････････････････････ 48
　　　3 頻度と間隔を設定する ･･････････････････････････････ 49
　　　4 フィードバックの方法を決める ･･････････････････････ 50
　　　5 1回の授業への組み込み方を決める ･･････････････････ 51
　3 さまざまな方法でテストを取り入れる ････････････････････ 52
　　　1 ブレインダンプを活用する ･･････････････････････････ 52
　　　2 タップスを活用する ･･･････････････････････････････ 52
　　　3 ピア・インストラクションを活用する ･･････････････････ 53
　　　4 テストテイキングチームを活用する ･････････････････ 53
　　　5 オンライン上でテストに取り組む ･･････････････････ 54
　　　6 学生が問題を作成する ･････････････････････････････ 54

6章 ディスカッションを導く ─────── 56

　1 ディスカッションを授業に組み込む ･･････････････････････ 56
　　　1 教授法としてのディスカッション ･･････････････････ 56
　　　2 ディスカッションの意義を理解する ･････････････････ 56
　2 ディスカッションの種類を理解する ･･････････････････････ 58
　　　1 展開方法による分類を理解する ････････････････････ 58
　　　2 規模による分類を理解する ･･････････････････････････ 60
　3 効果的なディスカッションを導く ････････････････････････ 61
　　　1 事前準備をする ･･･････････････････････････････････ 61
　　　2 答えやすい発問で始める ･････････････････････････ 61
　　　3 教員の発問で議論を深める ････････････････････････ 62
　　　4 あえて反論をぶつけてみる ････････････････････････ 63
　　　5 議論を可視化する ･･････････････････････････････ 65
　4 ディスカッションに必要な能力を高める ･･････････････････ 66
　　　1 発言する力を高める ･･････････････････････････････ 66
　　　2 傾聴する力を高める ･･････････････････････････････ 67
　　　3 議論を展開する力を高める ････････････････････････ 68
　　　4 振り返りで意識を変える ･･････････････････････････ 69

7章 グループ学習の効果を高める —— 70

1 グループ学習の特徴を理解する ・・・・・・・・・・・・・・・・・・・・・ 70
1. コミュニケーションの相手を増やす ・・・・・・・・・・・・・・・・・ 70
2. 協力してお互いを高め合う ・・・・・・・・・・・・・・・・・・・・・・・・・ 71
3. 多様性を受け入れる姿勢が身につく ・・・・・・・・・・・・・・・・・ 71

2 グループ学習を効果的に進める ・・・・・・・・・・・・・・・・・・・・・ 72
1. 協同学習の知見を参考にする ・・・・・・・・・・・・・・・・・・・・・・・ 72
2. グループ学習の目的を明確にする ・・・・・・・・・・・・・・・・・・・ 73
3. グループを編成する ・・・・・・・・・・・・・・・・・・・・・・・・・・・・・・・ 74
4. 適切な学習課題を提示する ・・・・・・・・・・・・・・・・・・・・・・・・・ 75
5. 学生に指示や役割を与える ・・・・・・・・・・・・・・・・・・・・・・・・・ 77
6. グループでの学習活動を支援する ・・・・・・・・・・・・・・・・・・・ 78
7. グループ学習を振り返る ・・・・・・・・・・・・・・・・・・・・・・・・・・・ 78

3 グループ学習のさまざまな技法 ・・・・・・・・・・・・・・・・・・・・・ 81
1. 2人で学び合う ・・・・・・・・・・・・・・・・・・・・・・・・・・・・・・・・・・・ 81
2. 3人以上で学び合う ・・・・・・・・・・・・・・・・・・・・・・・・・・・・・・・ 81
3. グループを越えて学び合う ・・・・・・・・・・・・・・・・・・・・・・・・・ 82

第3部 発展的なアクティブラーニングの方法 —— 85

8章 ジグソー法で知識を構成する —— 86

1 ジグソー法を理解する ・・・・・・・・・・・・・・・・・・・・・・・・・・・・・ 86
1. ジグソー法とは何か ・・・・・・・・・・・・・・・・・・・・・・・・・・・・・・・ 86
2. ジグソー法の特徴を理解する ・・・・・・・・・・・・・・・・・・・・・・・ 87
3. ジグソー法の基本的な流れを理解する ・・・・・・・・・・・・・・・ 87

2 ジグソー法を授業に組み込む ・・・・・・・・・・・・・・・・・・・・・・・ 89
1. ジグソー法に取り組む準備をする ・・・・・・・・・・・・・・・・・・・ 89
2. エキスパートグループ活動を行う ・・・・・・・・・・・・・・・・・・・ 89
3. ジグソーグループ活動を行う ・・・・・・・・・・・・・・・・・・・・・・・ 90
4. ジグソー法の学習を振り返る ・・・・・・・・・・・・・・・・・・・・・・・ 90

3 適切な学習課題をつくる ・・・・・・・・・・・・・・・・・・・・・・・・・・・・・・・・91
1 適切な学習課題の特徴を理解する ・・・・・・・・・・・・・・・・・・・・・・・91
2 主課題の分け方を工夫する ・・・・・・・・・・・・・・・・・・・・・・・・・・・・92
4 ジグソー法の効果を高める ・・・・・・・・・・・・・・・・・・・・・・・・・・・・・・94
1 グループ学習に慣れてから取り組む ・・・・・・・・・・・・・・・・・・・・94
2 授業時間外学習で学習課題の理解を助ける ・・・・・・・・・・・・・・95
3 ジグソーⅡに挑戦する ・・・・・・・・・・・・・・・・・・・・・・・・・・・・・・・・95

9章 チーム基盤型学習を実践する ――――――― 97

1 TBLを理解する ・・97
1 TBLとは何か ・・97
2 TBLの効果を理解する ・・・・・・・・・・・・・・・・・・・・・・・・・・・・・・・98
2 TBLの進め方 ・・98
1 学習のプロセスを理解する ・・・・・・・・・・・・・・・・・・・・・・・・・・・・98
2 オリエンテーションを行う ・・・・・・・・・・・・・・・・・・・・・・・・・・102
3 相互評価を行う ・・・・・・・・・・・・・・・・・・・・・・・・・・・・・・・・・・・・104
3 TBLの学習課題を作成する ・・・・・・・・・・・・・・・・・・・・・・・・・・・105
1 逆向き設計で問題を作成する ・・・・・・・・・・・・・・・・・・・・・・・・105
2 応用課題を作成する ・・・・・・・・・・・・・・・・・・・・・・・・・・・・・・・・106
3 RATを作成する ・・・・・・・・・・・・・・・・・・・・・・・・・・・・・・・・・・・107
4 テスト問題を確認する ・・・・・・・・・・・・・・・・・・・・・・・・・・・・・・109
4 グループでの議論を活性化する ・・・・・・・・・・・・・・・・・・・・・・・110
1 思考を言語化する ・・・・・・・・・・・・・・・・・・・・・・・・・・・・・・・・・・110
2 多数決ではなく議論を促す ・・・・・・・・・・・・・・・・・・・・・・・・・・110
3 異なる意見を尊重する ・・・・・・・・・・・・・・・・・・・・・・・・・・・・・・111

10章 問題基盤型学習を実践する ――――――― 113

1 PBLを理解する ・・・・・・・・・・・・・・・・・・・・・・・・・・・・・・・・・・・・・・113
1 PBLとは何か ・・・・・・・・・・・・・・・・・・・・・・・・・・・・・・・・・・・・・113
2 PBLチュートリアルの特徴 ・・・・・・・・・・・・・・・・・・・・・・・・・113
3 PBLの効果 ・・・・・・・・・・・・・・・・・・・・・・・・・・・・・・・・・・・・・・・114

- **2 PBLの進め方** ··· 114
  - **1** PBLのプロセスを理解する ··································· 115
  - **2** PBLを振り返る ·· 116
- **3 PBLの教材を開発する** ··· 117
  - **1** 問題解決に向けた学習課題を作成する ························ 119
  - **2** チューター・ガイドを作成する ······························ 121
- **4 PBLの効果を高める** ··· 122
  - **1** PBLの学習環境を整備する ·································· 122
  - **2** グループでの学習を促進する ································ 123
  - **3** 振り返りと成果発表を実施する ······························ 124
  - **4** 学習目標に対して評価する ·································· 124

11章 探究学習に挑戦する ———————————————— 125

- **1 探究学習を理解する** ·· 125
  - **1** 探究学習とは何か ·· 125
  - **2** 探究学習の意義を理解する ·································· 126
  - **3** 探究学習のプロセスを理解する ······························ 127
  - **4** グループで進める場合 ······································ 128
- **2 問いをつくる** ·· 128
  - **1** 学生の関心から始める ······································ 128
  - **2** 問いの形にする ·· 129
  - **3** 問いの価値を検討する ······································ 129
  - **4** 取り組む問いを明確にする ·································· 131
- **3 探究学習のプロセスを支援する** ································· 131
  - **1** 探究活動の計画を立てる ···································· 131
  - **2** 探究学習に求められる姿勢を伝える ·························· 132
  - **3** 活動の進捗状況を確認する ·································· 132
- **4 探究学習の成果を共有する** ····································· 133
  - **1** 全員に発表の機会を与える ·································· 133
  - **2** フィードバックの機会をつくる ······························ 133
  - **3** 探究学習を振り返る ·· 134
  - **4** 探究学習の成果を公開する ·································· 134

付録　授業に役立つ資料 ─────────── 137

1. 個人での活動を中心に展開する授業の学習指導案の例・・・・・・・・・・137
2. グループ学習を中心に展開する授業の学習指導案の例・・・・・・・・・・139
3. ジグソー法を用いた授業の学習指導案の例・・・・・・・・・・・・・・・・・・141
4. TBLのRATと応用課題の例・・・・・・・・・・・・・・・・・・・・・・・・・・・・143
5. PBLの授業スケジュールの例・・・・・・・・・・・・・・・・・・・・・・・・・・・146
6. PBLで使用する教材の例・・・・・・・・・・・・・・・・・・・・・・・・・・・・・・147
7. アイスブレイクの技法：3つ選んで自己紹介・・・・・・・・・・・・・・・・148
8. アイスブレイクの技法：アタック25・・・・・・・・・・・・・・・・・・・・・149
9. 用語集・・・150

文献・・166
執筆者プロフィール・・・・・・・・・・・・・・・・・・・・・・・・・・・・・・・・・・・・・・173
索引・・177

第1部

アクティブラーニングの特徴と指針

1章
アクティブラーニングの特徴を理解する

1 アクティブラーニングの定義を理解する

❶ アクティブラーニングとは

アクティブラーニング♪にはさまざまな定義があります。定義がさまざまである根本的な理由は，学習者の学習の主体性が外部から明確にみえないことによります。そのため，何をもってアクティブラーニングとみなすのか，その見解が一致していませんが，最もよく用いられるのが，以下のような中央教育審議会答申「新たな未来を築くための大学教育の質的転換に向けて」において記された定義です（中央教育審議会 2012）。

　　教員による一方向的な講義形式の教育とは異なり，学修者の能動的な学修への参加を取り入れた教授・学習法の総称。学修者が能動的に学修することによって，認知的，倫理的，社会的能力，教養，知識，経験を含めた汎用的能力の育成を図る。発見学習，問題解決学習，体験学習，調査学習等が含まれるが，教室内でのグループ・ディスカッション，ディベート，グループ・ワーク等も有効なアクティブ・ラーニングの方法である。

　この定義からわかるアクティブラーニングの特徴として，3つの点が挙げられます。第一は，教員の一方的な講義形式の教育，つまり**講義法**♪とは異なるという点です。学生は教員の説明を聞くだけでなく，自分の考えを書く，話す，発表するなどの学習活動が含まれます。第二

は，多様な能力が育成されるという点です。知識を理解し活用する認知的領域の能力だけでなく，汎用性のある幅広い能力を育成することが期待されています。第三は，さまざまな方法が含まれているという点です。総称とあるように，アクティブラーニングは授業方法の広範な概念であり，**ディスカッション**♪や**ディベート**♪などさまざまな方法があります。

　本書では中央教育審議会の定義を使用しますが，その理由は2つあります。1つは，日本の教育政策にかかわる諮問機関が定めたものであるという点です。国の教育政策や教育機関の評価においてアクティブラーニングの用語が使用される際には，基本的にこの定義に基づいているからです。もう1つは，アクティブラーニングを教授・学習法としてとらえている点で，それぞれの手法に適した学習課題や学生の意欲を高める工夫について考えやすくなるからです。

　本書では，アクティブラーニングを教育の1つの手段とし，アクティブラーニングの手法をどのように活用することで，学生の学習意欲を高め，学生の主体的な学習を引き出せるのかに重きをおいて解説していきます。

2 アクティブラーニングの背景を理解する

　アクティブラーニングという用語が提唱されたのは，1980年代終わりのアメリカにおいてです(溝上編 2016)。多様な学力や背景をもつ学生が高等教育機関に入学してくるようになり，伝統的な講義法による授業の限界が指摘されました。多様な学生の学習を促すために，従来の講義法とは異なる授業方法の概念として登場したのがアクティブラーニングなのです。

　日本では，2012年の中央教育審議会答申のなかで，学生が生涯にわたって学び続ける力や主体的に考える力を育成するために，アクティブラーニングへの転換が提起されました(中央教育審議会 2012)。それ以来

アクティブラーニングは高等教育の重要なキーワードとなり，その手法を用いたさまざまな授業実践が行われています。

このように日本ではアクティブラーニングは新しい用語ではありますが，私たち教員が受けてきた授業にアクティブラーニングが存在しなかったわけではありません。学生が発言する，書く，議論する，発表するなど，多くの授業で取り入れられてきた活動は，先に示した中央教育審議会の定義と照らし合わせてみても，アクティブラーニングであるといえます。また，演習，実習，卒業研究といった学習もアクティブラーニングに含まれます。

このように，既存のさまざまな教授・学習法を含む総称としてアクティブラーニングという用語が使用されていることから，アクティブラーニングは多くの教員にとって身近なものといえるでしょう。

また，2016年の中央教育審議会答申「幼稚園，小学校，中学校，高等学校及び特別支援学校の学習指導要領等の改善及び必要な方策等について」では，主体的・対話的で深い学びの実現に向けて，アクティブラーニングを活用した授業展開により学習を促すことが期待されています（中央教育審議会 2016）。つまり，国内では初等教育から高等教育までの教育政策全体で，アクティブラーニングは推進されているのです。

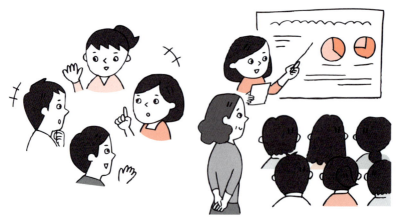

アクティブラーニングは学生が主体的に学ぶこと

❸ 今日的な教育課題を理解する

　アクティブラーニングが推進される背景には下記の 4 つの今日的な教育課題があります。

(1) 教授から学習へ
　教授から学習へという世界的な教育のパラダイムの転換です。これにより，教員が何を教えたかではなく，学生が何を身につけたかに重点がおかれるようになりました。また，単に受け身の姿勢で学生が知識を身につけるのではなく，学生が自ら知識を構築し，産み出していくことが期待されるようになっています。

(2) 幅広い能力の育成
　現在では，専門分野の知識だけでなく，コミュニケーション能力，自己管理力，倫理観，社会的責任などを含む幅広い能力が学生が卒業する段階で求められるようになっています。**社会人基礎力**🖉や**学士力**🖉は，幅広い能力の具体例です。それらの能力を形成する手段として，アクティブラーニングに期待が寄せられています。

(3) 学生の多様化への対応
　学生の多様化に対応していくことが教育機関に求められています。多様化の 1 つは，年齢，国籍，社会経験といった学生の属性や経験の多様化です。学生は自らの属性や経験をもとに考え方や価値観をもっていることから，そのような個々の学生の考え方・価値観が授業のなかで尊重され共有されていくことがアクティブラーニングに期待されています。
　また，学習意欲の低い学生が含まれるようになったことも多様化のなかで語られます。授業のなかの学習活動で学生の学習意欲を高めていくこともアクティブラーニングには期待されています。

(4) 生涯にわたり学習する力の育成

将来の予測が困難な社会において，生涯にわたり学び続ける力を身につけることが求められます。自ら問題を発見し，解を探究していく力です。そのような力を育てるには，一方的な講義法により知識を伝達するだけでは限界があることから，アクティブラーニングという授業形態が期待されています。

2 アクティブラーニングの効果を理解する

アクティブラーニングは講義法の授業に比べて，学生の学習成果を高めることができるといわれています。たとえば，225件の研究のメタ分析によると，アクティブラーニングを用いた授業のほうが試験の成績が高く，落第率も低いという結果が出ています（Freeman ほか 2014）。では，学生の学習に対して，アクティブラーニングは具体的にどのような効果をもっているのでしょうか。

1 知識を理解し活用する

理解するとは，すでに学習した内容と新しく学習する概念を結びつけたり，概念と概念の関係性を明らかにしたりすることを通して，学習者自身が知識を構造化することです。看護教育においては，臨床現場での問題を解決するためには知識を活用することが求められます。知識を理解することは，問題解決に向けて知識を活用するための基礎となるものです。

アクティブラーニングは，知識の理解を促すことができます。たとえば，**ブレインストーミング**♪などを通して，学生の**既有知識**♪を活性化することで，既有知識と新しく学習する内容を関連づけやすくなります。また，教員からの説明を通して学習した概念を，学生自身が説明・要約する，学生同士で説明し合う，学習した内容についての質問をつく

るなどの活動も，学生の理解を促進します(伊藤 2004)。さらに，自身の経験と関連づける，根拠を明確にする，批判的に検討する，共通する原理を抽出するといったアクティブラーニングのなかでの思考は，知識の深い理解を促します。

　知識を理解したからといって，問題解決に向けてその知識をすぐに活用できるわけではありません。たとえば，生理学のメカニズムに関するさまざまな概念を理解していることと，それらの概念を用いて患者の問題を解決できることには大きな隔たりがあります。知識を活用できるようになるためには，そのための学習の機会を学生に提供する必要があります。

　知識を活用するための学習として一般的なのは，問題場面や事例を用いた授業展開です。たとえば，問題場面に対する解決策について学生が議論する，ある患者の事例から看護計画を立案するなどです。

2 社会的スキルを身につける

　看護教育機関では，多様な**社会的スキル**を育成することが期待されています。コミュニケーション能力やチームワーク，タイムマネジメントなどは，看護師として働くうえで求められるものです。もちろん，看護教育では技術演習や実習においてグループで学習する場面が多くあり，学生の社会的スキルを高めることができます。しかし，それだけでなく，講義を含むすべての授業，つまりカリキュラム全体で社会的スキルの向上に対して取り組まなければなりません。

　アクティブラーニングは，学生が学習目標に到達するためだけでなく，学生の社会的スキルを育成するうえでも効果があります。たとえば，議論を通して，話しやすい雰囲気づくりをする，ほかの人の話を傾聴する，相手に伝わるように話す，適切なタイミングで自分の意見を話すなど基礎的なコミュニケーション能力を高めることができます。このようなコミュニケーション能力は，学生が実習でかかわるさまざまな立

場の人と話すうえで不可欠な能力であり，授業のなかで育成しておく必要があるものです。

　また，自ら学習計画を立てて1つの学習課題を仕上げるという学習活動を通して，計画を立案して実行する力，学習課題達成に向けて時間を効率的に活用するタイムマネジメント，他者に協力を求める力などを育成することができます。実行力やタイムマネジメントは，将来的に看護師として働くためだけでなく，充実した学生生活を送るうえでも不可欠なものです。また，協力を求めるなど他者に働きかける力は，他者との協同や多職種連携の基礎になるものです。

3 多様な価値に気づく

　看護師には，個々の患者の価値観を共感的に理解し，患者のニーズにあわせた看護を実践することが求められます。他者の価値観を共感的に理解するという態度は，学生が個人で思考するなかでは身につきません。他者との対話を通して，学生自身が多様な価値の存在に気づくことが必要です。たとえば，グループでの議論や学習課題の遂行を通して，自分とは異なる価値観にふれることで，多様な価値の存在に気づくことができます。

　さらに，多様な価値観にふれることで，学生は自分の価値観を確立していくことができます。自分の価値観を確立していくプロセスで，看護職に必要な看護観も明確になっていくでしょう。多くの学生は，「将来自分はどうなりたいか」「人生において何を大事にしていくのか」といった自己を確立する発達課題があるため，自分の価値観をみつめる機会を提供することは人間的な成長も促します。

4 学び方を学ぶ

　看護職は専門職として自律的に学び続けることが求められますが，看

護職になったからといってそのような学び方がすぐに身につくわけではありません。学生時代から自律的な学び方を段階的に身につけていく必要があります。

　自律的な学びを身につけるうえで重要になるのが，自身の学習を振り返る行為です。振り返りを通して，学習成果や学習プロセスを**自己評価**し，これから学習すべき内容やこれまでの学習方法の問題点を明らかにします。アクティブラーニングを組み込むことで，学生が自身の学習を振り返る習慣を身につけることが期待できるのです。

　グループ学習ではメンバーと協力して学習活動に取り組みますが，グループのメンバーの学び方はさまざまです。グループで学習活動を進めるなかで，それぞれのメンバーの学び方を学ぶことができます。たとえば，もしグループのなかに自分より根拠づけが上手であると思うメンバーがいれば，模倣を通して根拠づけの方法を学ぶことができるでしょう。

3　アクティブラーニングの課題を理解する

1 授業時間内で教える内容を再考する

　アクティブラーニングを講義に組み込むうえで誤解をしてはいけないのは，これまでのような教員の説明による**講義法**の時間をなくすというわけではないという点です(Felder and Brent 2016)。なぜなら，知識を習得することなくアクティブラーニングを行っても，学習は表面的なものになるからです。したがって，学生が知識を習得するための講義法と，学生が活動するアクティブラーニングのバランスをとることが重要になります。

　看護師国家試験の準備のためには，教科書の広い範囲を学習する必要があり，アクティブラーニングを講義に組み込むことはできないと考える教員もいるかもしれません。確かに，アクティブラーニングは学生に

とって，書く，議論するといった学習活動に費やす時間が必要となり，授業時間内に教員が説明する時間は減少します。授業時間内に扱うことのできない内容については，授業時間外に学生が学習できるように工夫することが求められます。

2 消極的な学生の存在を理解する

アクティブラーニングは多くの学生が歓迎する授業方法なのでしょうか。残念ながら，調査結果では異なるようです。アクティブラーニングの授業より講義法の授業のほうがよいと考える学生が多いことがわかっています(ベネッセ教育総合研究所 2017a)。

アクティブラーニングを授業に取り入れるにあたっては，苦手意識を抱いている学生がいることを念頭におく必要があります。たとえば，自分の意見をほかの学生の前で話すことに抵抗がある学生はいるでしょう。また，ほかの学生の書いた文章にコメントすることに抵抗がある学生もいるでしょう。

アクティブラーニングに対して苦手意識を抱く学生に配慮して，簡単な学習活動から始めて成功体験を積ませて，少しずつ高度な学習活動に取り組ませる必要があります。

3 設計と関与で効果を高める

では，アクティブラーニングの効果を高めるために教員はどのような点に留意したらよいのでしょうか。1つは，アクティブラーニングを授業のなかにどのように組み込んだらよいのかという設計です。授業にアクティブラーニングを組み込めば，学生の学習成果が高まるというわけではありません。そのため，学習目標や学生の能力にあった学習活動を設計し，授業全体のなかに位置づける設計が重要になります。

もう1つは，どのように学生を学習活動に積極的に参加させることが

できるのかという**関与**です。アクティブラーニングによる授業で重要になるのが，**ファシリテーター**としての教員の役割です。ファシリテーターとは学習の促進者です。学生の思考を引き出し，学生が議論を円滑に進められるように工夫します。また，グループ学習を行う場合，グループのほかのメンバーに学習課題の遂行を任せ，自身は何もしないという**フリーライダー**が生まれることがあります。教員は，すべての学生が快適に学習できるように，フリーライダーが現れないような働きかけや工夫をする必要があります。

2章 アクティブラーニングを設計する

1 設計が効果を左右する

1 単に取り入れるだけでは

アクティブラーニング♪を取り入れた教員から,「学生が積極的に発言しない」「グループで協力して学習できていない」といった意見を聞くことがあります。アクティブラーニングを導入するだけで,必ずしも教員が期待するように学生が活動に参加するわけではありません。

また,「学生たちの議論が活発だった」「学生はフィールドワークに満足していたようだ」という教員の授業の場合も,効果的なアクティブラーニングではない場合もあります。というのも,単に授業にアクティブラーニングを組み込むだけでは,アクティブラーニング自体が目的化し,「活動自体は楽しかったが,何を学習したのかわからない」という状況を生み出す可能性があるからです。いわゆる**双子の過ち**♪のなかの,活動に焦点をあわせた授業方法の失敗です。

2 適切な設計で学習効果を高める

アクティブラーニングを効果的にするには,事前の設計が重要になります。具体的には,次のような問いに答えられるような授業を設計します。

- 学生がどのような学習活動を行うのか

- なぜ学生はその学習活動に取り組むのか
- その学習活動は学習目標の達成につながるのか
- その学習活動の内容は学生の能力にあっているか
- その学習活動に要する時間は確保できるか
- その学習活動に必要な教材は準備できるか
- 学習活動終了後にどのように振り返るのか
- 教員はその学習活動を適切に進められるか

2 どのように授業のなかに位置づけるのか

1 学習目標に沿っている

　アクティブラーニングは，学習目標を達成するための手段です。そのため，学生の学習活動が学習目標の達成と整合性をもつように学習課題を設定する必要があります。

　学習目標に沿った適切な学習課題を設定するうえで参考になるのが，ブルームの**教育目標の分類**です（**表 2-1**）。認知領域の学習目標を，知

表 2-1　ブルームの教育目標の分類

高次

評価	一定の評価基準を使用して，価値を合理的に判断できる
統合	複数の構成要素を結合して，新しい全体を形づくることができる 創造性や独創性を必要とする問題を解決できる
分析	ある概念や事象を構成要素に分解することができる 各構成要素の相互関係を説明できる
応用	学習した内容を新たな文脈で使用できる 学習した内容を活用して問題を解決できる
理解	学習した内容の意味を理解している 学習内容を言い換えたり例を挙げたりすることができる
知識	学習した内容を覚えている 必要に応じて学習した内容を想起できる

低次　　　　　　　　　　　　　デイビス（2002），pp. 103-104 を参考に筆者作成

識，理解，応用，分析，統合，評価の6段階に分類しています（Bloom ほか 1956）。たとえば，知識に関する学習目標を立てた場合は学生が学習内容を想起するテスト，分析に関する学習目標を立てた場合は学生が事例検討をする**ディスカッション**といった学習課題を設定します。

また，認知領域の学習目標だけでなく，情意領域や精神運動領域の学習目標も重要です。ほかの学習者と協力して学習するといった学習目標を立てている場合はグループで取り組む学習課題，自らの関心をもとに自律的に学習できるといった学習目標を立てている場合には自分で立案した計画をもとに取り組む学習課題を設定します。

2 学生の関心と能力にあっている

学習目標に沿った学習課題であっても，学生がその学習課題に関心をもたなければ集中して学習活動に取り組まないでしょう。「この学習課題はおもしろそうだな」「ほかの学生はこの問題をどう考えるのだろうか」「この学習課題は自分の将来の役に立つな」などと学生の知的好奇心を刺激したり，実用的な価値を学生が実感できるような学習課題を準備しておきましょう。

また，学生の能力にあっていない水準の学習課題であれば学習は進みません。学生がどれだけの予備知識と能力をもっており，これまでの授業でアクティブラーニングをどの程度経験してきたのかを把握しておくことが求められます。たとえば，学生にプレゼンテーションの経験がない場合には，プレゼンテーションの仕方について丁寧に説明するだけでなく，はじめてプレゼンテーションを行うことを前提とした準備時間を考える必要もあります。

❸ 知識の活用の前に知識の習得を

アクティブラーニングの質を高めるためには，知識の習得が不可欠です。特に，知識の活用を目的とした学習課題の場合，知識を習得していなければ表面的な学習になりがちです。知識を習得する**内化**♪と知識の理解や思考を表現する**外化**♪は，セットで考える必要があります（紺田ほか 2017）。

学生の知識の習得を促す最も一般的な方法は，教員が一方的に説明する**講義法**♪です。講義法以外の知識の習得の方法としては，文献購読，動画視聴，関連するウェブサイトの閲覧などが挙げられます。

❹ 授業時間外の学習を活用する

学習内容が多いためアクティブラーニングを組み込むことは難しいと考える教員も多くいるはずです。授業時間外学習を活用する学習課題を設定することで，学習内容を減らすことなく，授業にアクティブラーニングを組み込むことができます。

授業時間外学習の活用方法には2つあります。1つは，アクティブラーニングを授業時間外に組み込むという方法です。授業時間内での教員の講義法による説明の時間を減らすことなく，授業を展開できます。たとえば，授業時間内に教員が感染症に関する説明を行い，授業時間外に皮膚病変や皮膚疾患についての練習問題を学生が解きます。

もう1つは，授業時間外に学生が知識の習得を行い，授業時間内ではアクティブラーニングを行うという方法です。代表的な技法として，**反転授業**♪が挙げられます。授業時間外では，予習として学生が教科書を読んだり動画教材を視聴したりすることで，知識の習得を促します。授業時間内では，予習で知識が習得できていることを前提として学習活動に取り組みます。たとえば，授業時間外に表在性皮膚疾患に関して説明するオンライン動画を視聴し，その内容から湿疹・皮膚炎群，蕁麻疹

群，水疱症などをワークシートにまとめさせ，授業時間内でそれぞれの皮膚疾患の特徴を学生が教え合います。

3 アクティブラーニングを組み立てる

1 アクティブラーニングのプロセスを理解する

　アクティブラーニングには標準的なプロセスがあります。下記は，高齢化の理由を考える**シンク・ペア・シェア**♪というアクティブラーニングの例です。プロセスがわかりやすいように，教員の言葉を説明，発問，指示に分類しています。

【説明】「日本では人口の4分の1以上が65歳以上になりました」
【発問】「高齢化が進んだ背景にはどのような理由が考えられますか」
【指示】「あなたの考える理由をノートに書きましょう」
【指示】「ノートに書いたら隣の学生と話してみましょう」
【指示】「隣の学生と話した結果をクラス全体に紹介してください」
【説明】「みなさんが考えた意見は大きく3つに分類できます……」

　学生が書いたり議論したりするのは，何をどのように学習するのかという学習課題を教員が説明するからです。上記の例であれば，教員による発問と指示によって学生が取り組む学習課題を明確にしています。つまり，アクティブラーニングは，教員が学習課題を提示することから始まります。
　学習課題が提示された後は，学生がノートに書いたり，隣の学生と話したりといった学生の学習活動が進められます。その学習活動が終わったら，教員は学習活動を振り返り，学習の成果を確認します。

❷ 学習課題をつくる

　学習目標に適した形で学習課題を組み立てることは重要です。知識レベルの学習目標であれば，覚えているかどうか，学習内容を想起できるかどうかといった学習課題を設定します。理解レベルの学習目標であれば，学習内容を要約する，図式化するといった学習課題を設定します。応用レベルの学習目標であれば，事例を分析する，計画を立案するといった学習課題を設定します。

　表2-2は，認知領域に関する学習目標のレベル別の学習課題の例です。

　学生がどのように活動に取り組むのかを決めましょう。その際に，**個別学習**🔑，**グループ学習**🔑，**一斉学習**🔑の3つの分類は参考になるでしょう。個別学習は，学生が個人で学習課題に取り組み学習するものです。たとえば，学習課題について1人で考える，ワークシートに要約を書く，学習内容に対する質問を書くなどです。グループ学習は，学生を複数

表2-2　認知領域に関する学習目標のレベル別の学習課題の例

応用・分析・統合・評価	・ヘンダーソンの理論にもとづいて，以下の患者のニーズを分析しなさい ・事例に示した患者の情報を，SOAPに基づいて整理しなさい ・事例に示した患者の看護計画を立案しなさい ・事例に示した看護計画の問題点と改善点を挙げなさい
理解	要約 ・○○に関して説明した内容を一文でまとめなさい ・○○の手順を，4つの局面に整理しなさい ・糖尿病1型と2型の特徴を比較しなさい ・○○の原因と結果をまとめなさい 質問生成 ・説明した内容に対する質問を書きなさい 図式化 ・説明した月経のメカニズムを図で示しなさい ・○○を中心にして，コンセプトマップを作成しなさい
知識	・小児の慢性疾患の疾患群名を挙げなさい ・小児の発達上の特徴にあっているものを，以下の選択肢から選びなさい

のグループに分け，グループのメンバーが協力して学習するものです。グループで議論する，ペアで教え合う，グループで問題を解くなどです。一斉学習は，学生全員が同じ学習をするものです。講義法が一斉学習の代表例ですが，教室全体でのディスカッションや成果発表なども含まれます。

3 段階的に学習活動に取り組ませる

　ある学習課題を遂行するのに学生に25分与えたとします。そうすると，15分で学習課題を終えて残りの10分を雑談して過ごす学生もいれば，25分経っても学習課題を終えていない学生がいることに気づくでしょう。20～30分かかる学習課題の場合，学習課題を小さく分けたほうがよいです。たとえば，ある患者の事例をもとに，SOAPを用いて学生が展開するとします。一度にSOAPすべてを記述する学習課題を与えるのではく，S, O, A, Pの順を追って学習課題を与えるようにします。特に，初学者に知識を活用する学習課題を与える場合，学習課題を小さいまとまりに分けたほうがよいでしょう。小さく分けることで，学習課題につまずいている学生に対して**フィードバック**を与え，支援することができます。

　また，段階的に学習課題に取り組ませることで，学生は複雑な概念を理解しやすくなります。具体的なものから抽象的なもの，身近なものから遠いもの，対比など段階的に学習課題を与えるとよいでしょう。

4 学習を振り返る方法を決める

　アクティブラーニングはやりっぱなしにしないことが重要です。学習活動を振り返る機会を与えましょう。学習活動を振り返る際の1つの視点は，授業における学習目標です。期待される学習成果が明確になっていれば，ディスカッションを取り入れたとしても，単に議論が活発であったかどうかではなく，考慮してほしい論点をすべて検討できていたかどうかが明らかになるでしょう。

学習活動を振り返る際にはもう1つの視点があります。それは学習自体のプロセスという視点です。ディスカッションの場合であれば，各学生が議論にどれだけ貢献できたのか，そして次の議論の機会ではどのような改善が必要なのかを考えるものです。ディスカッションという学び方自体を振り返り改善していくことも重要なことです。

5 さまざまな技法を参考にする

　アクティブラーニングには，名称のついたさまざまな技法があります。**表2-3**は，主なアクティブラーニングの技法の例です。アクティブラーニングを授業にはじめて組み込もうと考えている場合，これらの技法をそのまま取り入れることがあるかもしれません。しかし，徐々に慣れてきたら，これらの技法を自分なりに修正して，授業に組み込んでいくとよいでしょう。

表 2-3　アクティブラーニングの技法の例

(1) 書く	ミニッツペーパー，大福帳，質問書方式，ワン・センテンス・サマリー，コンセプトマップ，ダイアログジャーナル，ラウンドテーブル，ライティング・ディスカッション，リフレクティブ・ジャーナル，キーワード・レポート，BRD (当日レポート方式)，ブレイン・ダンプ，ピア・エディティング，コラボレイティブ・ライティング
(2) 練習問題を解く	クイズ形式授業，ピア・インストラクション，タップス，テストテイキングチーム，復習テスト，再チャレンジつき小テスト
(3) 話す	シンク・ペア・シェア，バズ学習，ディベート，EQトーク，ブレインストーミング，ラウンドロビン，ポストアップ討議法，特派員，ワールドカフェ，フィッシュボウル，パネル・ディスカッション，ナンバリング・ディスカッション
(4) 発表する	ポスターセッション，書評プレゼンテーション
(5) さまざまな活動を組み合わせる	ジグソー法，橋本メソッド，LTD話し合い学習法，ロールプレイ，ケースメソッド，問題基盤型学習，プロジェクト基盤型学習，ペア・リーディング，アナリティックチーム，ラーニングセル，反転学習，学生授業

たとえば，6人で6分間議論する**バズ学習**♪という技法があります。6人で6分間という人数と時間が重要なわけではありません。クラス全体の人数や学習課題にあわせてグループの人数や時間を変更して，授業に組み込みましょう。学習課題の難易度が高い場合は議論する時間を8分間に延ばす，学生1人ひとりが話す時間をしっかりと確保したい場合はグループの人数を4人にするなどです。

4 学習課題を工夫する

1 単調な活動にならないようにする

　学生の学習には一定の刺激が必要です。毎回同じような形式の学習課題を用意したのでは単調になり，「また同じような課題か」と学習者に思われ，学習意欲を高めることはできません。学習課題が単調にならないように注意しましょう。たとえば，ある事例を通して一般的な原理や理論に導くような帰納的な学習課題だけでなく，ある理論を具体的な状況に適用するような演繹的な学習課題も提供してみましょう。

　また，多様な学生への対応という観点からも，さまざまな種類の学習経験を与えることは重要です。書く，話す，ペアで学習する，グループで学習するなどさまざまな方法を取り入れてみましょう。ディスカッションの場合でも，2人組で議論する，4人組で議論する，それぞれのメンバーに役割を与える，グループ編成を変えるなどの工夫によって新しい刺激を与えることができます。

2 特定の立場や状況を設定する

　学習課題において特定の立場や状況を設定することも有効です。看護教育の場合は，自分が看護師として当事者であったらどうすべきなのかを考える学習課題は多いでしょう。また，自分がその患者だったとした

らどのように感じるのかを考えさせて，患者の気持ちを理解させる学習課題も使われるでしょう。

　状況についても，学生が将来遭遇しそうな場面を設定するとよいでしょう。たとえば，「白血病の診断が確定された小学校3年生の子どもに対して，親は病気や治療についての詳しい説明をしないでほしいと言っている。親の希望に沿って，子どもへの十分な説明がないまま治療を進めてよいのか」といった場面や，「目の前に政策担当者がいるという前提で，地域医療の課題と提言を報告してください」といった場面を提示することができます。また，教員が実際に遭遇した場面を事例にして学生に考えさせた後に，教員自身のそのときの判断の根拠や気持ちを紹介するのもよいでしょう。

3 個々の意見が反映できるようにする

　知識の習得を確認する明確な1つの答えがある学習課題だけでなく，習得した知識を活用して個々の意見が反映される学習課題も提供するとよいでしょう。議論するなかでさまざまな意見が出されて，学生は新しい考え方に気づくことができます。

　答えが定まった学習課題も内容を変えるだけで，多様な答えがある学習課題に変えることができます。たとえば，「ナイチンゲールは看護の発展に向けて何をやってきたのか」というある程度答えが定まった学習課題は，「ナイチンゲールが考えた理想の看護師とはどのようなものだったのか」という個々の意見が反映される学習課題に変えることができます。同様に，「糖尿病はどのようにして起こるのか」という学習課題は，「糖尿病の患者にはどのような看護が求められるのか」という学習課題に変えることができます。

4 本質的な問いを考えさせる

　授業のなかの**本質的な問い**🔑に関連させて，学習課題を作成するとよいでしょう。本質的な問いとは，唯一の正解があるものではなく，人生において何度も繰り返させられるものであり，学問においても中核的であり，初学者であってもある程度学習した者であっても思考を深められるものです(ウィギンズ・マクタイ 2012)。

　本質的な問いの例としては，「健康的に生きるとはどのようなことなのか」「クリティカルケアを必要とする患者の家族は，どのような看護を望むのか」などがあります(中井・服部編 2018)。後者の問いに関連させて学習課題を設定するならば，「あなたの家族が生命の危機に瀕している状態にあったら，あなたはどのような看護を望むのかを隣の学生と話し合ってください」といった内容になるでしょう。

3章
学生の関与を高める

1 アクティブラーニングに必要な学生の関与

1 学生の積極的な関与が鍵

　ワークシートに考えをまとめたり，グループで議論したりする機会があったとしても，学生がその学習活動に積極的に参加しなければ，学生の学習の質は高まりません。そのような学生の意欲や学習への取り組み方を表すものとして，学生の**関与**という用語があります。関与とは，興味や楽しさを感じながら，集中して学習課題に取り組む心理状態を指すもので，学習の質に大きな影響をもちます(鹿毛 2013)。

　アクティブラーニングにおける学習の効果を高めるには，学生の関与が不可欠です。一部の学生が関与していればよいというものではありません。たとえば**ディスカッション**において，特定の学生ばかりが発言しているという状況は望ましいとはいえません。教室のなかのすべての学生の関与に教員は着目する必要があります。

2 学生の学習への関与を高める

　講義法による授業においては，正確に伝える，わかりやすく説明するといった効果的な情報提供の役割が教員には求められます。一方，アクティブラーニングが組み込まれた授業においては，学生の考えを引き出す，学生同士の学び合いを円滑にするなど，学生の学習への関与をどのように支援するのかが重要になります。アクティブラーニングにおい

ては，専門分野の権威者としてよりも学習活動の支援者としての役割が重要になるのです。

2 学生の学習姿勢をつくる

1 学習への関与を期待する

　教室のなかで静かに着席していれば，授業に出席したと考えている学生もいますが，アクティブラーニングにおいては学生が学習活動に関与していることが重要です。学生は学習に関与するということがどういうことかを明確に理解しているわけではありません。授業においてどのような姿勢が学生に期待されているのかを教員から伝える必要があります。たとえば，初回の授業のオリエンテーションにおいて，発言や質問を積極的にすること，疑問をもったら自分で調べたり人に質問すること，**グループ学習**には主体的に参加することなどを伝えます。

　また，試験準備やアルバイトなどで睡眠不足のため授業中に居眠りを

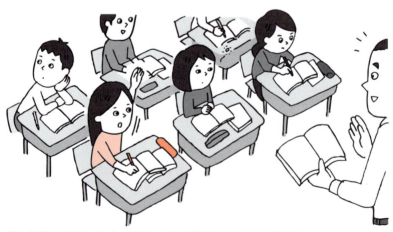

単に出席するだけでなく，授業における積極的なかかわりが大切

してしまう学生がいるかもしれません。あるいは、グループ学習において、学習活動とは関係のない雑談を続ける学生もいるかもしれません。このような学生に対して教員が黙認すると、クラス全体の学習意欲やモラルが低下し、グループでの学習では**フリーライダー**♪を生み出すことにもなるでしょう。注意をして学習活動に積極的に関与することを促しましょう。

2 学習活動の意義を説明する

　アクティブラーニングの実践におけるよくある間違いの1つが、何の説明もなく学習活動を始めることです（Felder and Brent 2016）。「なぜこの学習活動を行っているのかわからない」という状況では、学生は学習意欲が高まらず積極的に学ぶことはできません。学生は学習活動の意義を理解している必要があります。なぜ授業においてアクティブラーニングを取り入れる必要があるのか、つまり、アクティブラーニングを通して、どのような学習目標を達成しようとしているのかを教員から伝えましょう。

3 学習を円滑に進めるためのルール

　ルールは、迷惑行為を抑止するだけではありません。望ましい学習態度を学生に伝えるためのものでもあります。ルールには、基本的に「人の意見には注意深く耳を傾ける」「人を批判するのではなく考えを批判する」「人の話を遮らない」「ほかの人の意見を批判する場合でもお互いを尊重する」といったことが含まれます。ルールを決めるのは、教員でも学生でもかまいません（アンブローズほか 2014）。教員が決める場合は、強制されたという思いをもたれないよう、学生がルールに納得する必要があります。

　ルールを決めたら、最初の2〜3回は確認と定着を図るために、ルー

ルをスクリーンに投影しながら口頭で確認しましょう。ルールが定着してきたら，わざわざ確認する必要はありませんが，ルールが徐々に守られなくなった場合には，再度全員で確認する必要があります。

　また，グループ学習を行う場合，グループ個別のルールを作成してもよいでしょう。学生が自分たちでルールを作成することは，グループ学習への学生の関与を高めるうえで，効果的です。学生がグループ学習のルールを決める代表的な手法として，**グループ・グラウンド・ルール**🔖があります。

4 アイスブレイクを活用する

　学生の学習への関与を高めるためには，教室を安心・安全の場にすることが重要です。初回の授業のオリエンテーションや授業の導入などで**アイスブレイク**🔖を行うようにしましょう。アイスブレイクとは，学生の緊張をほぐし，学生が学習活動に参加しやすい雰囲気をつくることを目的とした活動です。学生の不安や緊張を氷にたとえ，その氷をくだくという意味をもっています。

　学生がお互いをよく知らない教室では，学生は緊張や不安を抱えながら学習しなければなりません。学生がお互いを理解することで，学習に対して積極性を高めることができます。学生がお互いを理解するための手法として，**ひとこと自己紹介**🔖，**3つ選んで自己紹介**🔖，**他己紹介**🔖，**アタック25**🔖などがあります。

　グループ学習のためにグループを編成する際，学生に自由に組ませると仲のよい友人同士でグループを組みます。また，教員が一方的にグループを組むと，学生は自分たちの主体性が尊重されていないように感じることがあります。どちらの状況にもならないための方法の1つは，無作為にグループを編成するものです。普段，あまりコミュニケーションをとらない学生同士が同じグループになる可能性もあります。無作為にグループを編成するための手法として，**仲間探し**🔖，**バースデイ・**

表3-1 目的別のアイスブレイクの例

(1) 学生同士がお互いを理解するため	ひとこと自己紹介，3つ選んで自己紹介，他己紹介，アタック25，尋ね人
(2) グループ分けに使うため	仲間探し，バースデイ・チェイン，絵合わせ
(3) 学習内容への関心を喚起するため	You はなぜここに？，○×クイズ，コンセプトマップづくり，課題整理，テレビ CM
(4) チームビルディングのため	流れ星，無言パーツゲーム，コンセンサスゲーム，ペーパータワー

チェイン🔖，**絵合わせ**🔖などがあります。

　学習内容に対する学生の関心を喚起することで，学習への関与を高めることができます。学習内容への関心を喚起する手法として，**You はなぜここに？**🔖，**○×クイズ**🔖，**コンセプトマップづくり**🔖などがあります。また，**チーム基盤型学習**🔖や**問題基盤型学習**🔖など数回の授業にわたり学生がグループで協力して学習する場合，初回の授業で**チームビルディング**🔖をしておくと学生は円滑に学習活動に取り組むことができます。チームビルディングのための手法として，**流れ星**🔖，**無言パーツゲーム**🔖，**コンセンサスゲーム**🔖などがあります。

　表3-1は，目的別のアイスブレイクの例です。

3　学習活動のプロセスを支援する

❶ 学生の学習活動を観察する

　学生間で議論したり，学生がワークシートに記入したりする時間は，教員が休息する時間ではありません。学生が学習活動に取り組んでいる間は，教員は学生の学習が適切に進められているのかを観察します。ワークシートに何も記入していない，グループでの議論が活発に行われていないなど学習活動が円滑に進んでいない様子が見受けられる場合には，放置せずに教員から学習活動を促します。

❷ 教員が誘導しすぎない

　一方で，学生が学習活動に取り組んでいるときに，頻繁に教員が助言をすると，学生の学習を誘導し，学生が教員の助言に従えばよいと考えてしまいかねず，主体的な学びを妨げる可能性が高くなります。学生の学びが滞っているようにみえても，思考が深まっている場合もあります。教員が誘導しないように気をつけましょう。

　たとえば，学生がワークシートに見当違いな内容を書いている場合であっても，「そのような内容ではなく，患者の視点から考えなさい」といった答えを誘導するような発言をするべきではありません。教員が誘導することによって，学生の思考を妨げることになるからです。積極的に書き出していることを認めつつ，学生自らが気づいて軌道修正ができるよう支援しましょう。たとえば，「学習課題の内容をもう一度確認してください」「教科書の内容を確認しなくてもよいですか」などです。基本的には内容ではなく，学習のプロセスを修正するように支援するのが教員の役割と考えるとよいでしょう。

❸ 学生の意見を認める

　学生の関与を高めるには，学生の多様な意見を認める姿勢が重要です。初学者である学生の考え方は，教員にとっては浅い考えに思えることが多いかもしれません。しかし，そのような学生の意見に対して，「その考えでは不十分です」と指摘するのは，よくありません。そのように直接的に言われた学生はその後，発言しなくなり，学習への関与を低下させてしまうからです。

　自分の考えを表明することは，多くの学生にとって勇気を必要とします。教員はまずは学生が発言してくれた行為自体を評価することが必要です。そして，学生に自分の考えを授業のなかで表明することができるのだということを実感させましょう。学生の考えのなかで優れている点

があれば，どのような点で優れているのかを伝えると本人の**自己効力感**を高めるだけでなく，ほかの学生にとっても刺激となるでしょう。

4 情報や意見を整理する

　学生の学習活動のプロセスにおいて，教員が情報や意見を整理することも重要です。たとえば，ディスカッションのなかで，「みなさんが話し合った内容は大きく3つの問題に分類することができます」と口頭で説明することで，学生は整理して理解することができ，新たな気づきも促すことができます。

　情報や意見を整理する際には，黒板やホワイトボードを活用することも重要です。たとえば，ディスカッションの際には，時系列に学生の意見を順に記すだけでなく，図表を用いて構造化することも有効です。それぞれの意見の関係性を矢印で示したり，賛成と反対，長所と短所といった枠組みに基づいて板書する場所を変えたりすると，情報や意見が整理された形で可視化されます。また，**クリッカー**を活用することで，即座に学生の意見を整理して提示することができます。

| コラム | **クリッカーで多様な意見に気づく** |

　クリッカーは，その日の授業に対する学生の理解度を即時に確認できる便利なツールです。それだけではなく，クリッカーは回答を可視化できることから，学生が多様な価値観や意見に気づくことも可能です。クリッカーには匿名性があり，学生たちが自分の意見を出しやすいというメリットがあることから，たとえば，筆者は生殖医療や出生前診断など意見が分かれそうなテーマを選び，学生たちにクリッカーを用いて賛否を回答させています。学生たちはクリッカーの結果から，さまざまな考え方や意見があることを視覚的にとらえることができ，さらに，その結果を踏まえてグループで議論するというようにアクティブラーニングへと発展させることもできます。

クリッカーの使用に対する学生の反応を調査したところ，質問紙調査では「自分たちの理解度を教員にわかってもらえる」「ほかの学生の考えがわかってよかった」「授業への関心が増した」「授業に積極的に参加できるようになった」「楽しかった」の項目で"とてもそう思う""そう思う"と回答した学生が80％を超えており，グループインタビューの結果では「自ら参加している楽しさ」や「関心の誘発」「リアルタイムな感覚」「主体的に活動することでの印象づけ」「他者の考えを知る機会」「他者のなかでの自分の位置の理解」などのカテゴリーが抽出されていました（服部ほか 2016）。

　しかし，このような効果がみえる一方で，回答結果の提示までに時間がかかったり，操作に手間取ったりして「空白の時間」ができることで学生の集中が途切れるといった課題もあります。機器の操作に事前に慣れるなどの準備はもちろんですが，質問を短文にする，意見や気持ちを聞くときには学生たちが使う表現を用いる，タイマーを画面に表示するなどして時間を区切ってテンポよく進めるなどの工夫が必要です。

　クリッカーで回答させることにとどまらず，そこから教員と学生の"対話"が生まれたり，ほかの学生の考えを視覚的にとらえることで自分とは異なる考え方について思いをめぐらせるきっかけとなったり，知識を問う問題で大半の学生が正解しているのに自分は間違った場合には理解不足を自覚するきっかけになったりすることで学生の授業への能動性を高められるように思います。最近では，学生たちのスマートフォンを用いてインターネット経由でクリッカーと同様の投票システムを使用することができるなど，専用の機器を購入しなくても比較的安価に導入できるものもあります。　　　　　　　　（服部律子）

5 ワークシートを活用する

　学生に「過疎地域における高齢者医療の問題を考えましょう」と指示を出しても，学生が提示された問題について真剣に考えているのかどうかわかりません。学生が考えたかどうかを確認するには，学生が思考を**外化**する必要があります。学生の思考の外化を促すうえで役に立つのが，ワークシートです。

学生が自由に書くよりも，内容ごとに記入するワークシートのほうが効果的です（Major ほか 2016）。たとえば，「高齢者にかかわる医療福祉の法律と制度を整理して書きましょう」と指示を出しても，学習課題が広範囲にわたるため，学生は何から取りかかればよいのか，何をどのようにまとめればよいのか戸惑います。学生が考えやすいように，法律ごとに①背景，②目的，③内容，④対象者，⑤関連法とのつながり，⑥制度例といった具体的な内容を示したマトリクス型のワークシートを準備します。

❻ 学習活動を振り返る

アクティブラーニングにおいては，学生自身が学びを振り返ることも重要です。学習活動を通して何を学んだのか，自身の学び方のよかった点は何か，改善点は何か，次に同じような学習活動をするとしたら何を目標とするかなどを学生が振り返ります。

振り返りを促すために，評価シートを活用してもよいでしょう。評価シートには，以下のような種類があります。

(1) 自由記述型

学んだ点，よかった点，改善点などを学生が記述します。学生が自由に書くことができる一方，何を書けばよいかわからなかったり，白紙に近い状態で記入が終わったりすることがあります。

(2) 得点理由型

いくつかの観点に対して**自己評価**で点数を記入します。たとえば，「学習活動に主体的に取り組んだ」という観点に対して，「3 そう思う」「2 まあまあそう思う」「1 そう思わない」という3段階の選択肢を設けます。学生が「そう思う」と自己評価する場合は，3を記入します。単に得点を書くだけでなく，自己評価の理由を書くことで，より深く振り返りを促

すことができます。

(3) ルーブリック型

評価の観点ごとにそれぞれの尺度の評価基準を設定した**ルーブリック**をもとに，自己評価します。評価基準が具体的に記述されているので，学生はより具体的に振り返ることができます。一方，学習活動に適したルーブリックを作成するのには時間がかかります。

4 学習環境を整える

❶ 学習活動にあわせて座席を配置する

学生の学習への関与を高めるためには，学習環境を整えることも重要です。近年では可動式の机と椅子を配置している教室が増えてきており，そこでは，学習活動にあわせてレイアウトを変えることができます。机と椅子の配置は，学生が学習活動を円滑に行うためだけでなく，ほかの学生からの**フィードバック**を受けるうえでも重要です。学生全員が教員のほうを向いているなかで発表をしたとしても，発表者はほかの学生の反応を確認することができません。ほかの学生と円滑にコミュニケーションがとれ，ほかの学生から容易にフィードバックを得られるような机と椅子の配置にしましょう。

表 3-2 は，机と椅子の配置例です。授業開始前にペアやグループ活動ができるように教室準備をするように指示を出しておき，授業を始めるときにはすでに移動が完了している状態をつくっておくと時間を無駄にせずにすみます。

❷ 物理的制約のなかでも工夫する

講義法を前提とした固定机の教室で最も組み込みやすいグループ学習

表 3-2　机と椅子の配置の例

配置	名称	説明
	隣接ペア	隣り合って座るため，ペアワークをしやすい配置。一緒に答えをつくったり，円滑な意見交換を行うのに適している
	対面ペア	対面で座るため，ペアワークをする際，緊張感をもたせることができる配置。2手に分かれて議論をしたり，テストをし合うのに適している
	対面トリオ	1人ひとりの役割が明確な3人でのグループ学習に適した配置。簡単なロールプレイなどに使える
	アイランド	最も一般的なグループ学習の配置。グループで成果物を作成したり，議論を通じて合意形成をするのに適している
	サークル	机で作業をしないグループワークの配置。書く作業に向かない欠点があるが，1人ひとりが自己開示をするのに適している

は，ペアワークです。隣同士で意見交換をするのであれば，固定机でも問題ありません。また，前後のペアを組み合わせて4人のグループをつくることもできます。この場合，前方の2人と後方の2人で分かれて学習活動を始めてしまうことがあります。前方の学生に後ろを向くように指示し，全グループがお互いに顔をみあわせたことを確認します。後方の学生が記録役になると，自ずと前方の学生が後方をみながら発話をするようになります。**図 3-1** は，固定机の教室でのグループの組み方を示したものです。

　固定机の教室でグループ学習を行う際には，すべての学生がグループになっているかどうかを確認することが重要です。教員からみてどの学生がどのグループに属しているかわかりづらく，学生自身も自分がどのグループに属しているのかが把握できていないことがあります。このよ

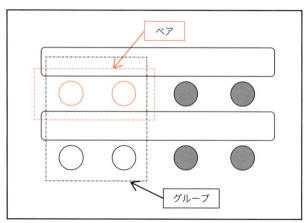

図3-1 固定机でのグループメンバーの配置

うな状況を防ぐために，指定席にしてあらかじめグループ表をつくっておくとよいでしょう。また，グループ表の作成が難しい場合は，一度全員に起立を求め，グループができたところから着席するという指示を出します。

第2部

アクティブラーニングの基本的な方法

4章 書く活動を通して思考を促す

1 書くことは学習を促す

■1 ローステイクス・ライティングを組み込む

　書く活動は，話す活動と同様に，学習者の思考を表現する**外化**♪の手段の1つであり，**アクティブラーニング**♪の基本的な方法です。メモを書く，文章を書く，レポートを書く，観察した内容を書くなどさまざまな活動が含まれます。

　書く活動は，**ハイステイクス・ライティング**♪（High-Stakes Writing）と**ローステイクス・ライティング**♪（Low-Stakes Writing）の2つに分けられます。ハイステイクス・ライティングは，看護計画を書く，実習記録を書く，レポートを書くなどで，思考を深めることができたかを評価するための手段です（Elbow and Sorcinelli 2014）。ローステイクス・ライティングは，教員の説明をノートにとる，気づいた点をメモする，自分の考えを書き出す，議論の内容を要約するなどで，学生の思考を深めるための手段です。

　アクティブラーニングとして授業中の短い時間でも取り入れやすい活動は，ローステイクス・ライティングです。この章では，ローステイクス・ライティングを活用した書く活動を通して学生の思考を促す方法を紹介していきます。

❷ 書く活動の意義を理解する

　授業に書く活動を組み込む意義として，次のものが挙げられます（Nilson 2010）。

- 学生の長期記憶を促す
- 学生の思考を整理したり深めたりすることができる
- 振り返りの機会を与えることができる

　教員は，学生がワークシートなどに書いた内容を確認することで，学生の学習状況や理解度を把握できます。また，授業に書く活動を継続的に組み込むことは，学生が書く習慣を身につけるうえでも効果的です。

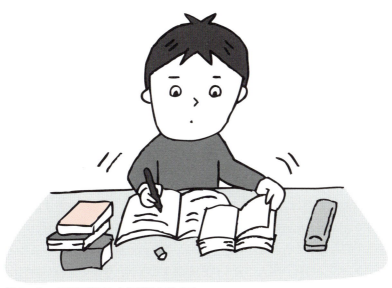

書くことで思考を整理したり深めたりする

2 目的に応じて書く活動を組み込む

1 説明を要約する

　ノートをとることも書く活動の1つです。授業でノートをとるとは，教員の説明を聞く一方で，説明された内容に優先順位をつけて学生が要約していくことです。しかし，教員の説明をすべて書き写そうとしている学生や，教員の板書の通りに写している学生は少なくありません。また，スクリーンにスライドを提示して授業を進める教員も増えており，どのようにノートをとればよいのかを悩む学生もいます。そのため，自分で考えてノートをとることを指導する必要があります。

　よく紹介される代表的なノートのとり方に，**コーネル式ノートテイキング**があります。図4-1のように，①授業中にノートをとる欄(ノートテイキング欄)，②講義後すぐに質問を書く欄(キュー欄)，③授業の後でノートを要約する欄(要約欄)の3つにノートを分割します。キュー欄と要約欄は，授業時間外に学生が書くためのスペースです。

2 既有知識を引き出す

　学生の**既有知識**を引き出すためにはさまざまな方法があります。よく行われているのが，授業で扱うテーマやキーワードを取り上げ，その言葉から思い浮かぶものを学生が書くというものです。たとえば，老年看護の授業の導入で，「高齢者の疾患という言葉からあなたが思いつくものを書き出しましょう」といった学習課題です。また，「老年看護学概論で高齢者の特徴として学習した内容を，覚えているだけ書き出しましょう」などの学習課題を出すことで，前回の授業や関連する科目の授業で学習したことを記憶から引き出し，学生の既有知識を刺激することができます。授業の導入に書く活動を課すことは，学生の記憶に働きかけると同時に，学生を学習に集中させる効果もあります。

②キュー欄	①ノートテイキング欄
	災害時に顕在化する問題
	1. 災害発生からの時間経過に応じた生活支援
	・長期生活に対応した環境整備：収容者数増加への対応
	温かい食事の配給
女性の被災者の膀胱炎発症やエコノミー症候群発症者が多かったのは，トイレに行きにくかった，飲水を控えていたことも影響していた…悲しい☹	暑さや寒さへの対策
	（冷房や暖房）
	入浴設備など
	2. 男女両性に対する配慮
	・着替えや授乳などプライバシー保護への配慮
	・トイレが男女別になっていない
	・生理用品の配布を男性が担当→炊き出しを女性が担当など役割が生じやすい
女性は受け取りにくい	・妊婦であることに気づかれない
③要約欄	

熊本地震後の Newsweek 日本版の記事
(引用：https://www.newsweekjapan.jp/stories/world/2016/04/post-4959_1.php)
女性が抱える避難所ストレスという記事に，東日本大震災での女性被災者が「生理用品」「下着」「着替え」の問題を抱えていたが，熊本地震でも同様なことが起こっていると記事には書いてあった。

　　　　　　　　　　　　　メモ：生理用品の使用量は個人差もあるが1セットの配布も問題

図 4-1　コーネル式ノートテイキングの例
　　　Cornell University the Learning Strategies Center (http://lsc.cornell.edu) を参考に編者作成

3 学習内容を要約する

　学習内容の要約は，学生の理解を促すことができます。説明が長く複雑になりそうな場合には，区切りがよいところで，要約を書く時間を学生に与えます。要約の分量は，**ワン・センテンス・サマリー**のように一文でもかまいません。また，要約だけでなく，学生が理解できなかった点や質問を書くように促してもよいでしょう。授業のまとめに学習内容の振り返りとして要約を書くよりも，授業の途中に何回か要約する活動を組み込むほうが学生の理解を深めます。

授業の導入や**グループ学習**♪の後にも，学習内容の要約を書く活動は活用できます。導入では，指定した学習課題文献を要約する，前回の授業内容を要約するといった活動です。また，グループ学習の後では，グループで議論した内容を要約する活動が挙げられます。

4 概念と概念をつなげる

　複数の概念の関係性を図式化し，学習内容に対する理解を促すものに**コンセプトマップ**♪というものがあります。コンセプトマップでは，中心にテーマを設定し，そのテーマに関連する概念を書き，概念と概念の関係性を矢印でつないで示していきます。看護教育では，患者の全体像を把握するために全体関連図あるいは病態関連図が使われています。

　このようなコンセプトマップや全体関連図を作成することによって，概念と概念の関係性を視覚的に明らかにし，複数の情報や状況を整理し，理解や記憶を促すことができます。

5 自分の意見を明確にする

　事例を提示した後すぐに「この患者にあった看護を，グループごとに5分で話し合いましょう」と指示を出しても，学生は事例内容をまだ十分把握できず，沈黙や表面的な議論が続くことになります。あるいは，学生同士で事例の内容を確認し合うだけになるかもしれません。このような状況を生まないために，実際にグループ学習を始める前に，学生個々で自分の意見を考えて書く時間を設けるとよいでしょう。思いつく意見を書きましょうという指示よりも，意見についての根拠や理由も書くように指示したほうが，深い議論を導くことができます。

❻ 授業全体を振り返る

　各授業のまとめでは，学生1人ひとりが学習内容を振り返り，理解できた点，理解できなかった点，質問事項などを書き記します。グループ学習の場合は，学習プロセスについての振り返りを書くようにしてもよいでしょう。グループ内で学生自身が行ったこと，考えたことをより深く振り返ることができます。教員もグループでの学生の取り組みを把握しやすくなります。

　1回の授業の学習内容を振り返る技法として，**日誌**，**ミニッツペーパー**，**大福帳**などがあります。日誌は，学生が学習した内容，問題や課題と思った内容を定期的にまとめるものです（デイビス 2002）。ミニッツペーパーは，授業終了時に学生が学習した内容や感想を書くものです。大福帳は，1枚の紙に，学生のコメント欄と教員のコメント欄を授業の回数にあわせて設けたもので，毎回の授業で学生が行った振り返りに対して，教員がコメントを書き込み**フィードバック**することができます。大福帳の場合は，毎回の学生と教員のやりとりが1枚の紙に表示されるので，学習のプロセスがよくわかります。学生が振り返りを書くことの効果としては，積極的な受講態度の形成，教員と学生間の信頼関係の形成，授業内容の理解促進などが挙げられます（中井編著 2015）。

コラム　**「わ・が・と・も」で学習活動を可視化する**

　学習活動を可視化するための「リフレクションシート」を使った授業実践を紹介します。シートはB5判サイズ・罫線入り複写式のもので，学生たちは年度当初に教科書とともに購入し，毎授業終了時に1枚ずつ教員に提出します。シートには学籍番号や氏名，板書内容をはじめ，グループ活動や議論の内容を書いていきます。なかでも，授業中に得た知識や行ったグループ活動などを，「わ・が・と・も」として記入して振り返りに使っています。

　「わがとも」は，岡山県の小学校を中心に広がった振り返りに活用す

る教育方法の1つで，「わ：わかったこと」「が：頑張ったこと」「と：友達の意見で参考になったこと」「も：もっとやってみたいこと」の頭文字です。これを参考に筆者の授業でも，「わかったこと」「頑張ったこと」「友達への称賛」「もっと取り組みたいこと」などとしてリフレクションシートに記入しています。このシートにより，学生が学習課題を理解しているのか，能動的な学習活動ができているのか，グループメンバーの活動をどのように承認しているのか，どのような抱負をもっているのかなどを可視化することができます。

　実際のシートには，「わ：自分とほかの人では意見がいろいろ違うことがわかった」「が：看護師国家試験問題について議論し合った」「と：Aさんが積極的に班長を引き受けて調査のための訪問先を提案してくれた」「も：学外活動では自ら動きたい。テスト勉強も頑張りたい」などの記述がみられます。

　なかには「と：日直を引き受けてくれたBさんたちの各班の発表への質疑やコメントがすばらしかった」というクラスメイトへの称賛や，「も：訪問先で困らないようにもっと知識をつけておきたい」など，新たな活動への意欲などを書いている学生もいます。その際には本人の了解を得たうえで，翌週の授業で学生全員に紹介します。このようにクラス全体で共有することで，ほかの学生たちに刺激を与え思考や深い記述を促す効果も期待されます。

　また，複写式のリフレクションシートは学生と教員が同じ内容を保管するため，学生の事前・事後学習に活用でき，出席カードや成績評価の根拠資料としても効果的です。

（岡多枝子，眞鍋瑞穂，三並めぐる）

3　書く活動におけるさまざまな工夫

1 できる範囲でコメントする

　学生が書いたものには必ずコメントをしなければいけないと考える教員もいます。負担感から書く活動を授業に組み込むことをあきらめる教員もいるかもしれません。学生が書いたものすべてにコメントをすることは非常に時間がかかるという課題がある一方で，教員からのコメント

によって学生の学習意欲を高めることができるという効果もあります。そのため，書く活動をどこまで授業に組み込むか悩むこともあるでしょう。

　書く活動の主な目的は学生が思考を深めることです。必ずしも学生が書いたものすべてにコメントを与えたりフィードバックをする必要はありません。

2 ワークシートを保管する

　書く活動を授業に継続的に取り入れることで，学生は書くことに慣れます。また，書く活動の意義を理解し，書くことへの抵抗を減らせます。15回の授業のうち書く活動を1回だけ行うよりも，定期的に行うほうが，学生は書くことに慣れていきます(Mickelson 2012)。

　授業で定期的に書く活動を組み込むと，学生が書いたワークシートの量は多くなります。書いたワークシートはファイルに保管するよう学生に指導しましょう。これらのワークシートは，レポートを書くうえでの資料や授業全体を振り返るための資料として活用できます。

3 ICTを活用する

　「授業時間内に学生に書く時間を与えていると，説明する時間が足りなくなってしまう」と不安に思う教員もいるはずです。確かに，書いたものを共有する時間も含めると，多くの授業時間を費やすことになります。時間の問題を解消する方法の1つにICT活用があります。ICTを活用して授業時間外に学生が書くことで，授業時間内の説明の時間を減らすことなく書く活動を取り入れることができます。SNS内の授業グループに授業についての感想やコメントを投稿する，与えられた学習課題を電子メールで教員に送付するなどといった方法もあります。

　授業時間内でもICTは活用できます。授業中，携帯電話やパソコン

を使って学生に学習課題に対する意見を送ってもらい，それをスクリーンに投影し，受講者全員で共有してもよいでしょう。授業時間内にICTを活用することの強みは，リアルタイムでより多くの学生と意見を共有できる点や，学生の疑問点や質問にすぐに対処できる点です。

4 学生同士が協力して書く

ほかの学生と協力して書くこともできます。代表的な技法として，次の2つがあります（バークレイほか 2009）。

(1) ラウンドテーブル

ラウンドテーブル♪は，アイデアを広げるために，グループのメンバーが順番に書く技法です。たとえば，「過疎地域が抱える医療問題を挙げましょう」「患者と看護師のコミュニケーションに関して，看護学基礎実習で気づいた点を挙げましょう」といった単語や短い文章で回答できる学習課題を学生に提示します。学生を4名のグループに分け，グループのなかで書く順番を決めます。最初の学生が書き終わったらグループの学生にわかるように書いた内容を声に出して伝えます。同様に，次の学生が書いて内容を伝え，その学生が終わったらまた次の学生が続くという作業を繰り返し，全員が書いたら再び最初の学生に戻るという流れで，設定した時間が終わるまで何周か続けます。グループ全員に参加させたいとき，学生に多様な考えに触れさせたいときに適した技法です。

(2) ダイアログジャーナル

ダイアログジャーナル♪は，ペアでコメントや質問をし合う技法です。学習課題文献を読んだ後，講義を聞いた後，議論をした後などに，学生全員が個々にコメントや感想を書きます。その後，ペアとなって書いたものを相手と交換し，お互いに相手が書いたものに対してコメント

5章
学習を促すテストを組み込む

1 学習したことを長期的に記憶させる

1 聞くだけでは記憶に残らない

　学生の知識が定着するとはどのような状態でしょうか。それは，新しく学んだ知識が脳に入って保持され，必要なときにいつでも思い出せて使えるようになることです。つまり，教員が知識を伝達することと，学生がそれを理解して長期的に記憶することは同じではありません。授業で学んだ内容が学生の知識として定着するには，教員から何度も説明を受けるだけでなく，学生の頭のなかから学習内容を外に出すことも重要なことです。書く，話すなどのように学生の認知を外に出すことであり，そのことを**外化**と呼びます。その外化の1つの方法としてテストがあります。

2 テストで思い出す機会をつくる

　テストは評価のためのツールだけでなく，学習を促す機能ももっています。テストによって学習者は答えが何かと考え，記憶のなかから思い出そうとします。単に覚えようとして反復的に学習するよりも，思い出そうとしたほうが記憶の定着を促すことが知られており，このことは**テスト効果**，**テスト強化学習**，**検索経験**と呼ばれます（Pycほか2014）。ここでのテストという言葉は，日常よく用いられる試験という意味だけでなく，学習内容を思い出す機会という広い意味で用いられて

います。

2 テストの方法を理解する

❶ テストを組み込む際の検討すべき点

テストを授業に組み込む際にはどのような点を考慮すべきでしょうか。学習目標，テストの種類，頻度，間隔，**フィードバック**♪の5点(**図5-1**)が重要であると指摘されています(Larsen and Butler 2013)。

❷ 学習目標に適したテストをつくる

授業設計の段階で設定した学習目標を確認します。事実，概念，原理，問題解決のどの知識を学生が学習することを期待しているのかを検

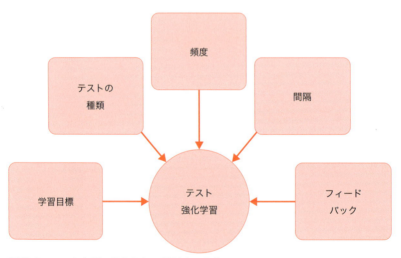

図5-1　テストを組み込むうえで検討すべき点

Larsen and Butler(2013)より筆者作成

表 5-1 問題形式の種別と評価できる側面

問題形式の種別		問題形式の説明	評価できる側面			
			記憶	理解	判断	態度
再生形式	単純再生法	選択肢を用いず解答する	◎	△	△	△
	完成法	文章の空欄を補充する	◎	◎	◎	○
	訂正法	文章の誤りを修正する	◎	◎	◎	◎
	並び替え法	基準に従い内容を並び替える	○	◎	◎	◎
再認形式	正誤法	文章の正誤を判断する	○	○	◎	△
	多肢選択法	選択肢から解答を選ぶ	○	○	◎	◎
	組み合わせ法	関係する2系列の事項を結ぶ	○	◎	◎	○
	選択完成法	空欄を選択肢から補充する	○	○	○	○

討します。その内容にあわせてテストを作成します。

　テストは，学生自らが解答を記入する**再生形式**と解答を選択肢から選ぶ**再認形式**の2つに大きく分けられます**(表 5-1)**。再認形式のテストのほうが採点は容易ですが，再生形式のテストのほうが長期的な記憶の定着を促すことができます(Kang ほか 2007)。

3 頻度と間隔を設定する

　テストの問題を解くことで，学習成果を高めようとする場合は，繰り返し問題を解くことが重要になります。独力で解けるようになるまで繰り返すことで記憶が定着しやすくなります。また，記憶の保持量についても，テストをしなかった場合と，繰り返しテストをした場合の違いも明らかになっています。学習してから5分後の時点ではテストをしなかった場合のほうが記憶率は高い一方，2日後と1週間後では1回テストを行った場合のほうが記憶率は高くなります(Roediger and Karpicke 2006)。また，1回テストした場合よりも3回テストした場合のほうが記憶率は高まります。

　頻度と関連したもので，どの程度の間隔をおいてテストを実施するか

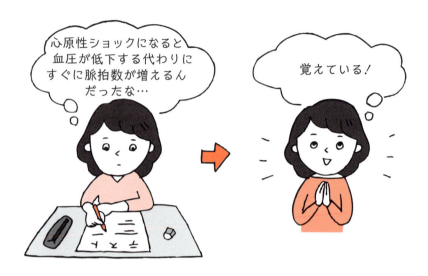

を検討します。知識の記憶には，1回の授業で複数回同じテストを実施する**集中学習**♪よりも，1週間後のように間隔を空けて同じテストを実施する**分散学習**♪のほうが効果的であるといわれています（Cepedaほか2006）。

4 フィードバックの方法を決める

　テストの点数に一喜一憂するだけで終わらせてはいけません。テストの直後は，結果から学習する重要な機会です。学生の学習を促すように，フィードバックを与えましょう。問題の正答を伝えるとともに，その根拠を伝えましょう。

　学生に何ができていて何ができていないのかを確認させましょう。そして，できなかった問題が，単に覚えていなかったという理由なのか，問題の解き方がわからなかったという理由なのかを明らかにしましょう。必要に応じて，教科書の該当部分を読み返すなどの学習方法を伝え，次回以降にできるように学習を促します。

問題ごとにフィードバックを与えるよりも，すべての問題を解いた後にフィードバックを与えるほうが，記憶の定着に効果的です(Larsen and Butler 2013)。たとえば，5問の多肢選択式のテストの問題を解く場合，1問解いた後にそれぞれの正答を伝えるのではなく，5問すべてを解いた後に正答を伝えるようにしましょう。また，正答を伝える際にその根拠を解説するようにしましょう。

5 1回の授業への組み込み方を決める

　テストは，**導入・展開・まとめ**のさまざまな場面で活用することができます。たとえば，導入であれば，前回の授業内容を復習するためのテスト，今回のテーマへの関心を高めるためのテスト，学生のレディネスを確かめるためのテストを組み込むことができます。正答率をみて展開方法を工夫することもできます。

　展開であれば，教員の説明の合間に設けます。講義内容が学生に伝わったかどうかを確認することができ，学生自身も理解できているかどうかを確かめることができます。大事なことは，問題を解いた後，その場でフィードバックをすることです。特に正答率が低い場合は，再度，教員が要点を説明します。正答率が30〜70％程度のときは，周囲の学生同士で，どのように考えれば正答にたどり着けるか話し合いの時間を設けてもよいでしょう。

　まとめでは，設定した学習目標を学生がどの程度達成できたかを把握します。自主学習を促すために，学生の理解をさらに深めるための問題を提示することもできます。一方，達成できなかった学生には，理解を助けるために補充問題を提示し，必要であれば個別指導するなどして目標を達成できるように支援します。

3 さまざまな方法でテストを取り入れる

　学習内容を思い出す機会となるテストの方法は，個別の筆記テストだけではありません。個人で学習内容を思い出して書き出す**ブレインダンプ**♪，ペアで問題を解く**タップス**♪や**ピア・インストラクション**♪，グループで問題を解く**テストテイキングチーム**♪があります。また，オンライン上で学生がテストに取り組む方法もあります。さらに，問題を解くのではなく，学生自身がテスト問題を作成することも，学習内容を思い出す機会となります。

❶ ブレインダンプを活用する

　ブレインダンプとは，脳の中身(brain)を投げ出す(dump)ことで，一定の時間を区切って，学生の頭に浮かんだ内容をすべて用紙に書き込ませる方法です。たとえば，「今日の授業で学んだことを5分間でできるだけ多くワークシートに書きましょう」という指示を与えます。ブレインダンプによって，学習内容を定着させるだけでなく，学習内容の全体像の把握や整理を促すことができます。

❷ タップスを活用する

　学生がペアとなりテストの問題を解く技法としてタップスがあります。1人が問題を解く役，もう1人が解法を聞きアドバイスを与える役です。問題を解く学生は，問題を解くプロセスを声に出したり紙に書いたりしながら解答を導きだします。聞き役は，解き役の様子を見守り，必要に応じてアドバイスをし，間違いを指摘します。問題ごとに役割を交代させながら進めます。
　理解度の異なる学生を組ませることにより，理解度の高い学生には教

える能力の向上，理解度の低い学生には理解度の向上が見込めます。また，全体的に理解度が低い場合は，クラス全体で問題を解いてからタップスに移行するとよいでしょう。

3 ピア・インストラクションを活用する

　ピア・インストラクションは，テスト問題を解くことを授業の展開の中心に据え，加えて学生同士が議論することで記憶や理解を促進しようとするもので，大規模講義科目でも活用できる技法です。

　ピア・インストラクションは，問題提示，個別解答，ペアでの議論，個別解答，教員によるフィードバックという順で行います（Mazur 1997）。問題提示では，一般に**多肢選択法**♪の問題を活用します。学生の意見が割れるような，学生の理解度を試す問題がよいでしょう。次に，学生は個別に解答を考えます。**クリッカー**♪で解答を集計し，どの程度の学生がどの選択肢に投票したかを明らかにします。クリッカーがない場合は，挙手などで置き換えてもよいでしょう。ペアでの議論では，隣の学生とペアになり，お互いの解答について理由とともに意見交換をします。その際，相手と解答が違った場合は，それぞれが相手を説得するように説明することを求めます。そして，もう一度個別に解答した後，教員がフィードバックを与えます。

4 テストテイキングチームを活用する

　グループでテストを解く技法としてテストテイキングチームがあります。事前学習，個人テスト，グループテストの3段階で構成されます。事前にテスト範囲の学習内容を講義し，学生に予習・復習させておくことが前提になります。最初は個人で試験を受けさせ，制限時間内に提出させます。制限時間終了後，すぐにグループごとに集め，同じテスト内容についてさらにグループで解答を作成させ，制限時間内に提出させま

す。個人での学習とグループでの教え合いを促すと同時に，2回同じテストを解くため，知識を習得しやすくなります。

　グループ分けの際には，グループごとに学力の優劣が出ないようにします。必ずしも3人以上にする必要はなく，ペアでも可能です。試験前にグループやペアを発表し，グループやペアでの予習・復習を促すこともできます。

❺ オンライン上でテストに取り組む

　授業時間外にオンラインでテストをすることも可能です。最近では，選択式や記述式の問題をオンライン上で無料で作成することができるサイトもあります。また，機関として**学習管理システム**を導入している場合は，そのなかの機能を用いてテストに取り組ませることもできます。

　この方法は，教員と学生の双方にメリットがあります。教員にとっては，授業時間を確保できる，学生の学習成果や学習履歴を確認できるなどです。学生にとっては，都合のよい時間に学習できる，即時にフィードバックが得られるなどがあります。

❻ 学生が問題を作成する

　テスト問題は必ずしも教員が準備する必要はありません。学生自身が問題を作成することは，授業内容の何が重要であるのかを考えることになり，授業に対する積極的な参加を促すことにつながります。

　学生が問題を作成する場合には，再認形式か再生形式か，どちらの問題の形式で作成するかを明確に伝えます。そして，問題だけでなく模範解答も作成させましょう。

　学生は必ずしも適切な問題を作成できるわけではありません。そのため，学生の作成した問題は教員が確認してから使用する必要がありま

す。教員が確認する前に，学生間で問題をお互いに評価させる活動を取り入れる事例もみられます(高木ほか 2007)。

> **コラム　学生がテスト問題をつくる**
>
> 　グループ活動の成果を発表してクラス全体で共有する場面で，発表課題に関するテスト問題の作成を学生たちに呼びかけています。作問の時間は授業中にも設けていますが，学生たちは授業時間外にもグループで集まったり，メール会議を行ったりして作問しています。その際，授業の資料だけでなく，看護師国家試験の過去問題なども参考にしているようです。また，学生がテスト問題の作成を円滑に行えるように，シラバスに，グループによる発表資料，リフレクションシート，教科書，配付資料などを用いて復習して確認テストの問題をつくるよう記載しています。
> 　学生たちが作成した問題は，15回の授業で2〜3回実施する確認テストに採用するようにしています。作成した問題がテスト問題に採用される可能性があるため，学生は意欲的に問題を作成します。
> 　1年生の基礎科目[人間と生活の理解]の「社会保障論」の授業では，「医療保険」「介護保険」「高齢者医療制度」「診療報酬制度」などのテーマについて，12班に分かれて調べ，活動の成果を発表します。成果発表の後に，学生が作成した確認テスト問題の例として，以下のものがあります。
>
> 問題1：介護保険に関する以下の文章の空欄に適切な語句を記入しなさい。(教科書 p.69〜)
> 　介護保険で受けられるサービスは，「①」「②」「③」である。介護保険の区分は「④」と「⑤」の2つに分けられる。(以下略)
> 問題2：老人保健法は何という法律に改正されましたか。(以下略)
>
> 　グループ活動の成果発表は多くの場合，ほかのグループの発表については聞いて終わりということになりがちです。ほかのグループの発表課題に関するテスト問題の作成を課すことで，ほかのグループの発表内容についても理解を深めることができます。
>
> 　　　　　　　　　　　　　　　(岡多枝子，眞鍋瑞穂，三並めぐる)

6章 ディスカッションを導く

1 ディスカッションを授業に組み込む

❶ 教授法としてのディスカッション

　看護の臨床現場においては，カンファレンスをはじめ業務内容や委員会活動などで**ディスカッション**♪を行う機会が多くあります。ディスカッションは，一般的には多様な人々の合意形成や，問題解決を目的として行われます。教育の現場では自分の考えを表現する，他者の意見を傾聴するといった力を育む重要な教授法の1つです。

　授業のなかでのディスカッションでは，学生が意見を言わない，議論が深まらない，雑談になってしまうといった問題が起こりがちです。目的や意義を明確にしたうえで，ディスカッションの効果を高めるために工夫をする必要があります。

❷ ディスカッションの意義を理解する

　ディスカッションを授業に組み込む意義として次の3つが挙げられます。

(1) テーマに関連する知識の理解が深まる

　意見交換のプロセスで知識と知識が結びつくことで，そのテーマに関してより深い理解を促すことができます。ある授業で患者の事例を用いたディスカッションを行う場面を考えてみましょう。たとえば，「この

患者は進行した肝硬変で，非代償期にあります。どんな症状が考えられますか，生活面ではどのような看護が必要でしょうか」といったように，まず議論のためのテーマを提示します。学生は肝臓のどのような機能が障害され，どのような症状が出現するのかを考えます。その症状に応じて，必要とされる看護について話し合うことでしょう。学生1人では知識が不十分であっても，ディスカッションを通して関連するさまざまな知識を統合し，非代償性肝硬変の患者に対する看護について理解を深めることができます。

(2) 思考力が高まる

臨床現場では常に考えることが求められます。患者に起こっている現象，患者をとりまく状況を的確に判断し，適切なケアを行い，その成果を評価しなければなりません。ディスカッションは，思考力を高めるために効果的な方法の1つであるといえます。

たとえば，肝硬変の患者の症状には，食欲不振，浮腫，腹水などが挙げられます。しかし，肝硬変の症状は腹水という単純な知識だけでは，必要な看護を考えるうえであまり役には立ちません。議論のプロセスで，なぜ浮腫が起こるのか，食欲不振があるのになぜ体重が増加するのか，どのようにしたら栄養状態を改善できるのかなどについて深く考えることができます。

(3) 議論する力が高まる

臨床現場では，個人の思考力に頼るだけでなく，他者と議論をしてよりよい結論を導き出す必要があります。公式のカンファレンスはもちろん，ナースステーションで日々行われる身近なやりとりも，一種の議論の場といえるでしょう。グループで協働するうえでは，話し合う，意見交換するということが欠かせません。授業にディスカッションを組み込むことを通して，自分の考えを他者に投げかけ，他者から意見を受け取って，さらによい結論を導き出せる学生を育てることができます。

2 ディスカッションの種類を理解する

ディスカッションを導くためには，どのような種類のディスカッションを授業に取り入れるかを検討しておく必要があります。展開方法と規模の2つの観点から，ディスカッションの種類を理解しましょう。

1 展開方法による分類を理解する

展開方法の観点から，ディスカッションは誘導型，探究型，ディベート型，振り返り型の4つに分けることができます(Tyler 2009, Ngeow and Kong 2003)。

(1) 誘導型

提示したテーマと問いに対して，学生の意見や質問を活用しながら教員が議論を導いていくものです。議論を展開するための論理的思考力や批判的な思考力を学生が十分に身につけるうえで効果的です。教員は議論を導くうえで，さまざまな意見を出すことを重視するのか，意見を1つにまとめることを重視するのかを明確にしておく必要があります。たとえば「安全・安楽・自立は同時に成立可能なのか」「いかなる場合にも患者の個別性を優先させることは重要なのか」といったさまざまな意見を出すことを重視する場合，教員は「本当にそうなのだろうか」と学生に問い続け，学生の意見を引き出していくことが重要になります。

(2) 探究型

提示したテーマに対して，学生が教科書や参考文献，ウェブサイトなどから情報を収集・分析しながら議論を行うものです。問題の特定，情報の収集・分析，問題の解決策の立案までの一連の問題解決能力を高めるうえで効果的です。たとえば，教員がある患者の症状や状態を学生に

表6-1　ディベート型ディスカッションのテーマの例

看護学領域	テーマの例
母性看護学	・人工妊娠中絶 ・出生前診断による選択的中絶 ・男性助産師の導入
精神看護学	・性同一性障害のケースにおいて，性別を人為的に変えること ・精神障害によって自傷他害のおそれがある場合の保護室隔離
成人看護学	・急性期治療における譫妄・意識障害のケースにおける，安全確保のための身体拘束
老年看護学	・認知症の高齢者の治療・看護において，家族の意思をすること
小児看護学	・意思表示が難しい小児の治療・看護において，親の意思を尊重すること

宮里ほか(2013)，中尾ほか(2014)を参照して筆者作成

提示します。学生はさまざまな情報を検討しながら，どのような援助方法が適しているかを議論していきます。

(3) ディベート型

　賛成・反対，肯定・否定など主張が2つに分かれる問いを準備し，2つの立場に分かれて学生が議論を戦わせるものです。多面的に問題を考える力を高めるため，さまざまな領域の授業で活用することができます。各領域で取り上げることのできるテーマの例を示したのが，**表6-1**です。議論の後に「賛否両者の主張を考慮したうえで自身の考えを述べてください」といったレポートを課すと，他者の考えをクリティークする力，自らの考えを表現する力などを育成することができるでしょう。

(4) 振り返り型

　学習した内容や学習プロセスについて議論することを通して，学生が新たな洞察を得るために行うものです。学習活動のなかで自分の果たした役割や自分が貢献したことなどについて学生1人ひとりの自己分析をもとに，これからどのように学習していくかを議論します。たとえば，

グループディスカッションをした後に、「議論を通してどのようなことを学びましたか」「議論のなかであなたはどのような役割を担いましたか」「次にもし同じテーマで議論をするならば、どのような資料を準備しますか」などについて議論します。

2 規模による分類を理解する

　ディスカッションに参加する学生の人数の観点から、教室全体でのディスカッション、グループでのディスカッション、**パネル・ディスカッション**♪の3つに分けることができます（Majorほか　2016）。

(1) 教室全体でのディスカッション

　教室全体でのディスカッションは、教室全体の学生が議論に参加できるように教員が**ファシリテーター**♪としての役割を担い、教室全体に発問をしながら議論を導くものです。比較的、小規模で行う授業に適しています。教室全体で議論を行うため、すべての学生がほかの学生の意見を聞くことができる一方、発言できる学生が限られます。学生全体の思考を深めるために、あえて対立する意見を出す、少数派の意見を尊重するといった工夫が求められます。

(2) グループでのディスカッション

　グループでのディスカッションは、学生が4～6人程度のグループに分かれて、1つのテーマについて議論するものです。どの規模の授業でも活用することができます。限られた人数のなかで議論するため、より多くの学生が発言することができます。教員は、学生がグループで議論しやすいように机の配置などを事前に考えておく必要があります。

(3) パネル・ディスカッション

　パネル・ディスカッションは、あるテーマについて意見を代表する一

部の学生が議論するものです。学生数名を代表者として選び，代表者の議論を教室全体で共有することで，テーマに関する理解を深めます。事前にレポートを課し，その内容から適切な代表者を選定します。たとえば，根拠を明示して意見が述べられている学生や多様な観点から検討して意見が述べられている学生を選定することで，議論を聞いている学生に新たな視点を提供することができます。

3 効果的なディスカッションを導く

1 事前準備をする

　質の高い議論をするためには，テーマに関してある程度の知識が学生に必要です。また，いきなりテーマを与えられて考えるよりも，あらかじめ自分なりの意見を考えてきたほうが，活発な議論になります。学生には事前に議論のテーマを伝え，必要な知識を確認し，意見をまとめておくよう指示します。このとき，「〜について議論するから調べてきてください」という漠然とした指示では不十分です。事前準備のためのワークシートを教員が準備するとよいでしょう。ワークシートには自分の主張を2つ以上書く，理由や根拠を書く，あえて反対の立場の意見も書くなどの具体的な指示を組み込み，学生が思考を整理できるようにします。

2 答えやすい発問で始める

　ディスカッションの最初の発問は重要です。最初の発問で学生を授業にひきつけましょう。ディスカッションの導入に適した発問とは，何が問われているかが明確であり，同じような意見だけでなく多様な意見を引き出すことができるものです。たとえば，「小児の脳死臓器移植についてどのように思いますか」という発問は，何が問われているかがわか

表6-2 ディスカッションを始めるための発問の例

種類	発問の例
共通の経験	・あなたが摂取エネルギー量を抑えるためにしている工夫は何ですか ・血糖値を下げるために日常生活でどのようなことをしていますか
理想	・栄養バランスのよい食事とはどのようなものでしょうか ・栄養バランスのよい食事をとるためにどのような工夫をすべきでしょうか
争点	・食事療法をしている人は外食をしてはいけないと思いますか
事例	・今後、この事例の患者さんが食生活を改善するためにはどうしたらよいでしょうか

中井・小林編著(2015)、p.82 より転載

りにくく、学生も答えにくいため適切とはいえません。「自分の子どもの臓器をほかの患者に提供することはできますか」というような、より具体的な発問をするとよいでしょう。

　表6-2 では、ディスカッションの口火を切る発問の立て方の具体例を示しています(中井・小林編著 2015)。

3 教員の発問で議論を深める

　ディスカッションは参加者の意見交換によって成り立つものです。そのプロセスでは必ず質疑応答が生まれます。1人の学生の意見で議論を結論づけるのではなく、複数の考え方を引き出し、それぞれの関係性を明示し、より深い理解に導く必要があります。教員が学生の意見を引き出す発問を取り入れることによって、参加者の議論を深めることが期待できます(表6-3)。

　学生の論点がずれてしまったときは、「話がずれていますね」という直接的な指摘ではなく、「～についてはどうでしょうか？」ともとの論点に戻れるような問いによって軌道修正すると、発言しやすい空気を保ったまま、目的とする議論を進めることができます。

　また、自分の意見を述べることが苦手な学生に気づいたら、その学生

表 6-3 議論を深めるための発問の例

種類	発問の例
理由	なぜ，〜と考えたのですか
根拠	どのデータのどの部分を根拠に，そう判断しましたか
具体	たとえば，どのようなことがありますか
抽象	一言でまとめると，どのように表現できるでしょうか
結果	そうすると，結果的に何が起こりますか
接続	〜さんの意見に対して，あなた（ほかの人）はどのように考えますか
賛成	〜さんの意見に賛成の人はいますか。なぜ賛成ですか
反対	逆の立場に立つと，どのようなことが考えられるでしょう

のワークシートに書かれている内容を確認したうえで，「○○さんはワークシートに何を書きましたか」といった答えやすい問いかけをすることで議論に巻き込んでいくとよいでしょう。

4 あえて反論をぶつけてみる

　学生がスムーズに発言できるようになってきたら，教員があえて学生の主張とは反対の主張をぶつけてみるのもよいでしょう。これは**デビルズアドボケイト**♪と呼ばれる手法です。

　デビルズアドボケイトは，学生の主張を否定するのではなく，学生の主張とは異なる視点を与えてより深い思考をもたらすことを目的とします。たとえば，学生間の議論で「入浴できない患者の清潔維持のために毎日清拭を実施すべきである」といったような意見が合意されたとします。教員が「清潔維持は確かに重要ですね。ですが，この患者は疲労感が強くケアに消極的です。必ず毎日実施することが必要なのでしょうか」と反対の意見を述べてみるのです。そうすると，学生は自分たちの視点だけでなく，患者側の視点からもケアのあり方を考え直す必要性に気づくでしょう。

　デビルズアドボケイトの手法を用いる際には，問いの本質や真実を一

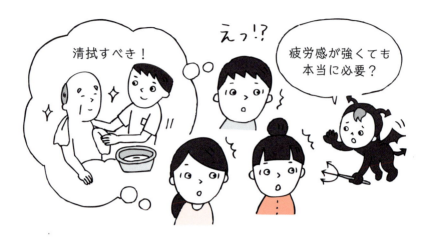

緒にみつけようという態度を心がけましょう。学生の思考がより深まり，根拠のある主張ができるように導いていくことが大切です。

> **コラム**　「嫌な奴」と思われても反論を試みる
>
> 　筆者がグループワークを用いた学習で学生に期待しているのは，クリティカルシンキングの視点をもって議論することです。しかし学生のグループワークでは，1人の学生の「資料にそう書いてあったよ」という発言に，「私も同じことを調べたよ。じゃあ，答えは□□でいいね」といったやりとりも多く，早急に結論を導いていることを目にします。このような場面に遭遇した際には，「本当にそう結論づけていいのかな」「○○といった考え方もあるのでは」と，意図的に学生へ反論を述べるデビルズアドボケイトを用いています。反論を述べることで，学生たちの議論を立ち止まらせますが，物事を深く考える習慣を身につけるためには，こうした教員のかかわりも重要と考えています。
> 　具体的なデビルズアドボケイトの場面として，手術後の看護を考えるディスカッションを用いて説明しましょう。手術後の看護を考える場面で，学生の1人から「術後だから感染症のリスクが高いとアセスメントしました」という意見が出されました。その意見に，グループメンバーからは疑問点や別な考え方も出ませんでした。そこで筆者は，「手

術中にも抗生物質が静脈投与されているし，感染症予防の治療は十分にされているとは考えられませんか」，さらに「手術後3日目が経過していますが，この時期でも感染のリスクはあるのですか」と，学生たちの考えに反論しました。この発言を聞いた学生のなかには，自分たちの考えを否定されたと感じて不快な表情をする者もいましたが，そこは気にせず，嫌われ役となって介入しました。

　この教員の発問は，学生たちに迷いを生じさせ，改めて考え直してみようと行動するきっかけづくりになります。反論を受けた学生たちは，血液検査の結果を確認して感染症の兆候が考えられるかを調べ直し，手術後3日目はどのような感染症が生じる可能性があるかについても参考文献や教科書を見直すなどの学習行動に誘導できます。こうした教員の介入は，学生間の議論に水を差すような形になりますが，学生の知識欲を喚起するには有効な手段だと感じて使用しています。

　ただし，学習に自信がないメンバーが集まるグループにデビルズアドボケイトを使用すると，教員の反論によって学習の進め方がわからなくなるといった混乱を招きやすいです。このようなグループには，反論だけに終わらず，反論のなかに学習のヒントを加えるなど，学生が学習へ立ち向かえるフォローも加えるように工夫しています。

(鈴木玲子)

5 議論を可視化する

　学生の意見を板書することで，何について話しているのかを学生が理解でき，議論の流れに沿った発言を促すことができます。また，議論を締めくくるときにも，板書した内容を整理することで，全体をまとめることができます。

　学生の意見を板書する際に役に立つのが，**ファシリテーション・グラフィック**の手法です。ファシリテーション・グラフィックは，次の4つのステップで進めます（堀・加藤 2008）。

(1) 学生の発言を要約して書く

　学生の発言をすべて板書するのではなく，要約します。このとき，学生

の発言の意図を確認し，学生が発した表現をそのまま活かすことが重要です。

(2) 議論のポイントを強調する

大事な言葉は色を変えたり，アンダーラインを引いたり，太字にします。また，対立する意見も色を分けて，書くようにします。

(3) 内容間の関係性を示す

囲み図形でグループにしたり，矢印を使って関係を表します。これによって全体の意見やアイデアがどのような構造になっているかを学生が理解しやすくなります。

内容間の関係性をわかりやすく示すためには，発言を場当たり的にただ板書するのではなく，事前に学生の発言を予測しておくことが重要です。学生の意見を予測し，どの位置にどのような意見を板書するかを決めておきます。

(4) 議論を締めくくる

議論のまとめをします。議論の全体像から結論として何を導き出すことができるかを学生が考える時間を設けてもよいでしょう。また，時間がなければ，教員からどのようなことに気づいてほしかったかを伝えるようにしましょう。

4 ディスカッションに必要な能力を高める

❶ 発言する力を高める

ディスカッションでは，自らの意見を述べることが求められます。しかし，発言することに慣れていない学生は，自分の主張が正しいか間違っているか，内容が優れているかどうかを気にしてしまい，なかなか

発言することができません。

　学生が発言するのに慣れていない場合は、誰でも気軽に答えられるような簡単な発問から始めるとよいでしょう。どのような意見でも受け止めてもらえるという、発言しやすい雰囲気づくりも意識します。たとえば、発言した学生の意見がどのようなものであっても、まずは大勢の前で発言してくれたことを認めましょう。学生がうまく発言できない場合には、教員が要約したり言い換えたりすることも必要です。このようなプロセスを経て、どんな発言をしてもよい、自身の発言が認められる、全体に自分の意見が伝わっているという実感が得られれば、少しずつ発言が増えていきます。

　まずは自由に発言できる雰囲気とその機会をつくること、そして繰り返しディスカッションの機会を設けることで、学生の発言する力を高めていきましょう。

2 傾聴する力を高める

　議論をするためには、相手の意見を踏まえて意見を述べる必要があります。そのためには、ただ聞くだけではなく、相手が言いたいことをつかみとろうとすることが重要です。そのため、うなずき、あいづち、アイコンタクトの大切さを伝えることに加えて、他者が話しやすい雰囲気をつくるためにはどうしたらよいかを学生が考える機会をつくってもよいでしょう。また、教員自身が学生の話をしっかり聞き、傾聴の大切さを行動で伝えることが重要です。

　学生のなかには、教員の説明はメモしても、ほかの学生の意見はメモせずに聞き流してしまう者もいます。このような学生は、自分の考えを述べるだけで、相手の意見を踏まえて議論を展開することはできません。学生が議論の展開をメモし、整理できるようにワークシートを配付してもよいでしょう**(図6-1)**。相手の意見を忘れないようにメモするだけでなく、ワークシートの内容や順序を通じて、議論を展開する方法を

```
┌─────────────────────────────────────────────────────────────┐
│ 学籍番号：      名前：        記入日：   年   月   日  │
│ テーマ：                                                    │
├─────────────────────────────────────────────────────────────┤
│ ＜最初の自分の立場(賛成・中立・反対)と意見＞                │
│                                                             │
│                                                             │
├──────────────────┬──────────────────┬──────────────────┤
│  賛成側の意見    │  中立的な意見    │  反対側の意見    │
│                  │                  │                  │
│                  │                  │                  │
│                  │                  │                  │
├──────────────────┴──────────────────┴──────────────────┤
│ ＜最終的な自分の立場(賛成・中立・反対)と意見＞              │
│                                                             │
│                                                             │
└─────────────────────────────────────────────────────────────┘
```

図6-1　議論のためのワークシートの例

学ぶこともできます。

❸ 議論を展開する力を高める

　議論を展開するためには，単に自分の意見をいうだけでなく，他者の意見に関連づけたうえで，さらに新しい視点を自ら提供していくことが求められます。そのためには，他者の意見をまとめる，そのうえで自分の疑問を提示する，批判を加える，新しい意見を付け加える，といった自らの思考を加えた発言力が求められます。

　議論を展開するためには，発言する力をはるかに上回る能力が求められます。発言をしてくれた学生に対しては，教員の発問によって思考を促し，さらなる意見を求めていきましょう。これによって学生は，ただ意見を述べるだけでなく，クラス全体の議論のために，自分がどのような意見を述べたらよいのかについても理解することでしょう。

4 振り返りで意識を変える

　ディスカッションに必要な能力は一度きりの機会で身につくものではなく，継続的な練習によって身につくものです。1回1回のディスカッションを振り返り，自己の課題を認識し，改善するための行動を試みることによって，これらの能力が高まっていくのです。

　毎回のディスカッションでの振り返りを促すことが，次のディスカッションに大きく影響します。たとえば，「今日のディスカッションにおける自身の行動を振り返り，次のディスカッションでの目標を挙げましょう」「今回のディスカッションへのかかわりを5点満点で評価してください」など，毎回のディスカッションへのかかわり方について**自己評価**を促し，次のディスカッションで自分自身がとるべき行動を明確にし，意識できるようにすることも大切です。

7章 グループ学習の効果を高める

1 グループ学習の特徴を理解する

1 コミュニケーションの相手を増やす

　授業における教員と学生の関係は4つの型に分けて説明されることがあります**(図7-1)**(Lindgren 1956)。Aの型は教員からの一方的な説明による授業で，Bの型では教師からの発問や課題設定に対して，個々の学

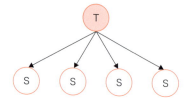

(A) 教員から学生への一方向

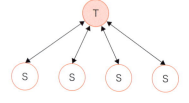

(B) 教員-学生間の双方向

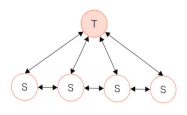

(C) 教員-学生，そして
　　一部の学生間の双方向

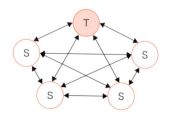

(D) 教員と学生，そして
　　全学生間の双方向

図7-1　教授者と学習者の関係

Lindgren(1956)より筆者作成

生が答える，あるいは教室全体での**ディスカッション**を行うといった授業であり，いずれも教員の影響力が強いパターンです。

　ＣとＤの型は**グループ学習**を取り入れたときの教員と学生の関係性です。Ｃの型は，教員と個々の学生との双方向のコミュニケーションに加えて，学生同士の双方向のコミュニケーションがとられています。**シンク・ペア・シェア**や**バズ学習**などの技法があてはまります。Ｄの型は学生同士で活発にコミュニケーションがとられています。**ワールドカフェ**や**ジグソー法**などの技法があてはまります。グループ学習は，教員と学生，学生と学生などのコミュニケーションの相手を増やして学びを深める方法です。

2 協力してお互いを高め合う

　グループ学習では，グループの共通の学習課題を達成するためにグループ内のメンバーがお互いに協力しながら学習します。グループ学習を通して，個人の努力が自分のためだけではなく，他人のためにもなること，そして他人への貢献が自分の学びにつながることを実感できます。実習や卒後の臨床現場において，協力してお互いを高め合う姿勢は重要であり，グループ学習を通して身につける価値のあるものです。

3 多様性を受け入れる姿勢が身につく

　看護職を養成するという観点では，グループ学習を取り入れることは職業への準備としても重要になります。グループ分けをする際，必ずしも仲のよい友人たちと一緒にグループになるわけではありません。普段接することが少なかったメンバーと共同作業をすることもあります。お互いにコミュニケーションをとりながら，あるいはお互いのことを理解しようとしながら共同作業を行う経験は，将来，さまざまな立場の人と連携する際に活かされるでしょう。

2 グループ学習を効果的に進める

◼ 協同学習の知見を参考にする

　グループ学習を取り入れても期待する学習成果が得られないこともあります。たとえば，グループ内での議論の時間に沈黙が続いたり，議論が深まらなかったりといったことがあります。また，一部のメンバーに負担が偏って，**フリーライダー**♪が現れたり，グループ内の関係性が悪化するといった問題が生じたりすることもあります。効果的なグループ学習にするためには，授業の設計や工夫によって必要な条件を整えながら授業を進めていく必要があります。

　グループ学習の効果を高める際に参考になるのが，**協同学習**♪の実践と研究の蓄積です。協同学習は「協力して学び合うことで，学ぶ内容の理解・習得を目指すとともに，協同の意義に気づき，協同の価値を学ぶ(内化する)ことが意図される教育活動」と定義されています(関田・安永 2005)。この協同学習を実現するためには，以下の5つの基本的要素を考慮すべきであると指摘されています(安永 2012)。この5つの要素はグループ学習の効果を高める際の指針にもなるでしょう。

(1) 肯定的相互依存

　肯定的相互依存とは，1人ひとりが自律しながらお互いを高め合うような関係を指します。誰かに任せっぱなしにしたり，足を引っ張り合ったりするような否定的相互依存ではなく，自分の役割を果たすことと，グループ全体の成功が結びついているような状態です。

(2) 促進的相互交流

　促進的相互交流とは，1人ひとりが積極的に他者とかかわるような状況を指します。肯定的相互依存の関係があるだけでなく，お互いにコミュニケーションをとり合い，認め合い，励まし合い，教え合い，学び

合いが実現しているような状態です。

(3) 個人の2つの責任

2つの責任とは，自分自身の学習に対する責任と，メンバーの学習に対する責任を指します。自分が学ぶということはもちろん，メンバーの学びにも貢献する姿勢をもっているということです。自分を含めたメンバー全員がよく学べるよう1人ひとりが行動します。

(4) 集団作業スキルの促進

協同学習は単に交流するだけでは成り立ちません。リーダーシップやフォロワーシップといった集団活動に必要なスキルや，基本的なコミュニケーションスキルも求められます。それらを学生が活用し，さらに伸ばしていくことが必要です。

(5) 活動の振り返りと改善

協同学習をよりよいものにしていくために，振り返りは欠かせません。誰のどのような意見や行動が役に立ったか，自分はよく学ぶことができたか，自分はメンバーの学びに貢献することができたか，継続すべき行為と改善すべき行為は何かといったことを個人あるいはグループで考え，次の協同学習に活かします。

2 グループ学習の目的を明確にする

導入するグループ学習が，授業全体あるいはその日の授業の学習目標とどのような関係があるのかを検討し，グループ学習の目的を明確にします。たとえば，「自らの看護観を明確にする」という学習目標の授業であれば，「ほかの学生との議論を通して多様な看護観があることを理解する」といったことがグループ学習の目的になります。

目的を明確にしたら，その目的に適した技法を選択します。技法を選

択する際には，学生はどの程度の知識や能力を有しているのか，どの程度の時間を費やすことができるのかも考慮に入れます。グループ学習に不慣れな学生が多い場合は，手順が比較的簡単な技法から用いましょう。

3 グループを編成する

　グループを編成するために，グループの人数とグループメンバーの決め方を検討します。グループの適正人数は，学習目標や技法によって異なります。一般には2〜6名程度のグループが推奨されます。特に，学生がグループ学習にあまり慣れていない場合や，活動に費やせる時間が短い場合はグループの人数を少なくしましょう。
　グループメンバーの決め方は，大きく分けると，教員が決める方法，学生が決める方法，無作為に決める方法があります**(表7-1)**。

(1) 教員が決める方法
　教員がグループメンバーを決める方法の長所は，教員の意図に応じて，グループを編成できる点です。メンバーの属性や学力に多様性をもたせたり，偏りをもたせたりすることができます。一方，短所は，学生の主体性を尊重していないようにみえる点です。また，教員の事前の準備が必要です。

(2) 学生が決める方法
　学生が決める方法の長所は，学生の主体性を尊重することができることです。また，学生間の関係性を教員が把握できます。短所としては，グループ学習に求められるグループ構成の意図を学生が十分に理解していないと，日頃から交流のある仲のよい友人たちとグループを組み，効果的な学習につながらない可能性があります。

表 7-1　グループ編成の方法の例

分類	方法	内容
教員が決める	成績	授業時に実施したテストの成績をもとに、グループをつくる
	データシート	学生の特徴、専攻、履修状況などを記入するシートを配付し、学生に記入させ回収し、その結果をもとにグループをつくる
	エッセイ	意見の分かれるエッセイを書かせ、その内容によりグループをつくる
	挙手	学習テーマに関連した質問に手を挙げさせ、その回答によりグループをつくる
学生が決める	申し込み	複数のグループ学習課題を提示し、好きなテーマを選ばせ、グループをつくる
	フリーフォーム	グループの人数だけ伝え、学生にグループを自由につくらせる。全員を起立させ、グループができたところから、着席させる
無作為に決める	整列	学生を誕生日順、名前の五十音順などで整列させ、グループの人数ごとに列を区切り、グループをつくる
	カウントオフ	グループの数を決めてから、学生に1からそのグループ数まで順に番号を言わせる。同じ番号の学生同士でグループをつくる
	トランプ	学生にトランプを1枚ずつ配り、同じ数のカードを持っている学生でグループをつくる

中井編著(2015)、p.110 をもとに筆者作成

(3) 無作為に決める方法

　無作為に決める方法は、速やかに決めることができるため公平に思える一方、目的に適さないグループ編成になる可能性があります。長期間にわたって活動するグループの場合は、それぞれの決め方の特徴を理解したうえで、特に慎重にグループ編成をする必要があります。

4 適切な学習課題を提示する

　どのような学習課題を設定するかは、グループ活動のなかで学生にどのような思考を期待するのかと関係しています。学習課題を考える前

に，グループでの相互作用を通して学生にどのような思考を促したいのかを検討しましょう。グループ学習での学生の思考のプロセスとして，以下の3つの類型があります(水野 2016)。

(1) 共通理解の形成

グループ活動の初期段階では，メンバーそれぞれの理解・経験をもとにさまざまな考えが示され，学生の思考は発散します。しかし，グループ内での議論や作業をしていくなかで，誤った理解が修正され，足りない知識が補われていき，グループ内に一定の共通理解が形成されます。

(2) 思考の関係性の整理

グループ活動の初期段階で発散された思考は，グループ活動を通して，整理されていきます。つまり，メンバーの経験や分析の視点に応じて，それぞれの考えの原因や根拠を明確にしていくなかで，それぞれの考えの類似性や差異などの関係性で整理されるのです。

(3) 価値観の深化

グループ活動のなかで，メンバーがそれぞれの価値観を示していくことから，他者の異なる価値観に気づき，多様な考えが存在することを理解する一方，自身の価値観を深めます。

グループ学習を通して学生にどのようなことを考えてほしいかを決めたら，それに適した学習課題を設定します。グループ学習を通して共通理解の形成を期待する場合，答えが1つまたはある程度決まっている学習課題が適しています。たとえば，循環器系のフィジカルアセスメントの事例を提示し，その事例へのフィジカルアセスメントの展開について話し合うというものです。グループで話し合うなかで，循環器のフィジカルアセスメントに関する基礎知識が補完・修正されていきます。

グループ学習を通して思考の関係性の整理を期待する場合，答えが1

つにはならない，複数の解釈や分析ができる学習課題が適しています。たとえば，「わが国の高齢者を取り巻く保健医療福祉の課題を1つ取り上げ，看護に求められる役割について話し合いましょう」「理論を用いて，患者の反応を説明しましょう」などです。

グループ学習を通して自身の考えを深めることを期待する場合，それぞれの価値観に基づいて考えることを求める学習課題が適しています。深化させる学習課題とは，学生自身が自らの考えを深めていくものです。「安楽死に同意するかどうか，自分の考えを書きましょう」「質の高い看護を提供するために求められる看護師の態度について，自分の考えを述べましょう」といったものです。

5 学生に指示や役割を与える

学習課題に対する具体的な指示を学生に与えます。たとえば，「病院実習での心構えを明らかにし，誓約書を作成しましょう。手順①必要だと思う心構えを個人で5つ以上出す，②グループで個人の意見を整理し分類する，③1グループ2分以内で発表する，④誓約書を授業後課題として個人で作成し，提出してください」といったものです。必要に応じて，資料やワークシートを配付します。

また，学生がグループ学習に慣れていない場合には，グループでの学生の役割を明確にするようにします。グループ内での学生の役割を明確にすることは，フリーライダーの抑止にもつながります(Doyle 2008)。

学生の役割を明確にする1つの方法は，発表する順番の指定です。たとえば，「1人1分で自分の考えをグループのほかのメンバーに説明してください。1分を過ぎたらベルを鳴らすので，次の人が発表してください」というように，発表者をあらかじめ指定します。また，さまざまな役割を学生が分担する方法もあります。「賛成役，反対役，観察役」「医師役，患者役，病院経営者役」などの役割分担の仕方があります。役割を順に変え，すべての役割を経験して多様な立場から考えられるよう

にするとよいでしょう。

6 グループでの学習活動を支援する

　グループでの学習活動が始まったら，学習が効果的に進むように支援する役割が教員に求められます。その際に最も重要なことは，学習活動をしっかりと観察することです。観察することで，学習がうまく進んでいるのかどうかがわかります。

　グループ学習がうまく進んでいるときは，グループの間を歩き回り，興味深い発言をほめたり，学生の発言の内容を明確にするために質問したりします。注意すべきは，教員自身が学生の思考や状況を決めつけないこと，そして答えを示唆しないことです。あくまでも学生主体で学習できるように促します。

　しかし，すべてのグループで活動が順調に進むとは限りません。問題が起きたときの対処は，教員の重要な仕事です。グループ学習でよく起こるのは，参加の不平等という問題です。たとえば，グループのうち1人が会話を支配してしまい，ほかのメンバーが発言しないというような事例です。グループで発言が集中している学生に対しては，積極的な参加態度をほめつつ，ほかのメンバーの意見も聞いてみるよう促しましょう。

7 グループ学習を振り返る

　グループでの学習活動が終わったら，指名したいくつかのグループの発表によって，学習成果を全体で共有します。学習成果を共有するなかで，共通して大事なことが何かを理解したり，自身のグループでは出なかった考え方に新たに気づいたりすることができます。

　次に，グループ学習全体についての振り返りを行います。グループ学習を通じて何を感じ，考え，学び，気づいたのかを学生1人ひとりが自

分の言葉で表現します。学習内容だけでなく,自身のグループへのかかわり方や,グループ全体の協力関係についてよかった点や改善策についても振り返ることができるようにします。学んだこと,よかった点,改善点,次の目標について記入する L-KPT 分析(表 7-2)や**ルーブリック**(表 7-3)に基づく**自己評価**や**相互評価**を活用するとよいでしょう。

表 7-2　L-KPT 分析フォーマットと記入の例

Learn(今回のグループ学習を通じて学んだこと)	Problem(今回のグループ学習で自身が改善すべき点)
・人の数だけ価値観があることを体感した ・理由や根拠を考えることは重要 ・看護実習では報連相が大事	・もっと自分の意見を言うべきだった ・メモに集中しすぎた ・メモは皆に見えるようにしたほうがよかった
Keep(今回のグループ学習で自身のよかった点)	Try(改善策,私は次回どうするか)
・メンバーの話を傾聴した ・メモもとりながらメンバーにかかわった ・発表役をした	・発言量を増やす ・メモは全員に見えるように大きく書く

表 7-3　グループ学習の自己・相互評価用ルーブリックの例

	優(5 点)	可(3 点)	要努力(1 点)
事前課題の取り組み	与えられた学習課題を解くだけでなく,わからない点を自分で調べてきた	与えられた学習課題をやってきた	与えられた学習課題をやってこなかった
グループでの発言	積極的に発言した	指名されて発言した	何も発言しなかった
グループでの傾聴	相手が話しやすいような態度で積極的に聞いていた	人の話を聞いていた	あまり人の話を聞いていなかった
学習成果への貢献	自分の学習成果を高めるだけでなく,グループ全員の学習成果を高めることに貢献できた	自分の学習成果を高めることができた	自分の学習成果を高めることができなかった

> **コラム** **相互評価はできるのか？**
>
> 　筆者が担当する成人看護学のPBLチュートリアルでは，学習参加態度や学習への取り組みを自己評価および他者評価で振り返っており，セッションの最後に口頭での相互評価の時間を設けています。例年，多くの学生の自己評価が低く，グループメンバーのよい点ばかりを強調し，メンバーに対するネガティブなフィードバックは避ける傾向にあります。また，最近の学生は他者から評価されることにとても敏感で，評価が日ごろの人間関係に影響するという心配があるため，学生にとって相互評価は難しい側面もあります。
>
> 　そこで，2017年度にはこれまでの定性的な相互評価に加え，最終回のPBLチュートリアル後に定量的なピア評価を実施しました。マイケルセンほか編著(2009)の方法を参考にし，グループメンバーの，グループ学習とグループのパフォーマンスへの貢献度について平均10点になるよう点数をつけます。学生には，グループのために頑張った人に高い点を，それほどでなかった人に低い点をつけるのが公正であることを伝えました。評価の内容は，①準備してこのPBLに臨んだか，②グループの議論や学習課題に前向きに貢献したか，③ほかのメンバーにアイデアや意見を求め，尊重したか，④メンバー内で意見の不一致などが起きたとき，柔軟に対応したか，の4点です。
>
> 　この定量的な相互評価を実施した結果，メンバー全員に同じ点数(10点)を配点していた学生の割合が約19％で，未提出や配点ミスの学生もいました。これはガイダンス時の科目責任者やチューターの説明が不十分であったことも考えられますが，相互評価の結果を成績に反映しない前提で実施したことも影響しているのでしょう。これらの結果を除いて有効票のみを分析した結果，相互評価の結果と科目成績との有意な相関はみられませんでした。しかしながら，教員の学生に対する客観的評価と相互評価がおおむね一致するグループも散見されました。今回の方法では成績との関連性はみられませんでしたが，今後，相互評価の結果を成績に反映するか否かを含め，定性的評価と定量的評価の両面からの効果的な方法を検討していく必要があります。
>
> 　学生が客観的に他者を理解することで，協同学習によって得られる学び合いの重要性を認識でき，責任感の意識や信頼関係の構築につながるための手段として，相互評価の活用が期待できると思われます。
>
> 　　　　　　　　　　　　　　　　　　　　　　　（山口乃生子）

3 グループ学習のさまざまな技法

1 2人で学び合う

2人で学び合う技法は，テーブルが固定式の講義室でも大人数講義でも活用しやすい方法です。

なかでも，シンク・ペア・シェアは，比較的手順が簡単で短時間に行える技法として紹介されるものです(バークレイほか 2009)。教員が出した発問に対して，まずは学生個々人で考える時間をとります(シンク)。その後，周囲でペアをつくり，考えた内容について共有し，議論させます(ペア)。そのうえで，いくつかのペアに，話し合った内容を発表してもらい，全体で共有します(シェア)。シンクのタイミングで，自分の考えをワークシートに記入することもあります。これを**ライト・ペア・シェア**♪ともいいます。授業で発言しづらい学生にとっては，一度ペアで話し合った後であれば意見を言いやすくなることから，1人ひとりが議論に参加しやすくなり，教室全体で議論を展開していくための前準備とすることができます。

2 3人以上で学び合う

グループをつくって学び合う技法は，多様な見方や価値観を知ることができ，集団活動の技能を高めることができます。**ラウンドロビン**♪はすべての学生が平等に発言し，たくさんのアイデアを出すことができる技法です。まずテーマについて個人で考える時間をとり，その後，メンバーが順番に自分の意見を発表していきます。必ず全員が発言する，他者の発言に対して批判しないという2点をルールとします。2～3巡するなかで，より多くの意見を集め，結論に近づけていくことができます。

グループで議論する技法として，バズ学習があります。教員の設定し

たテーマに関して，6人のグループで6分間議論をした後，教室全体でグループの意見を共有します。バズ学習の目的は，1つのテーマについて多くの意見を出し合うなかで，新しい意見を生み出したり，意見のなかに共通性を見出すことです。

3 グループを越えて学び合う

　グループ内の学び合いだけでなく，グループ間の学び合いを促す技法もあります。**特派員**♪はグループの代表者を選び，その代表者がほかのグループへ行ってどのような議論がなされたかを情報収集する技法です。特派員を派遣している間，各グループには別のグループの特派員が参加しているため，彼らに自分のグループの議論の内容を要約して説明することになります。一定時間の後，特派員はもとのグループに戻り，収集してきた情報をメンバーに共有します。つまり，特派員を1回派遣することで，2つのグループの状況を知ることができます。

　ワールドカフェはグループメンバーを途中で替えることで，より多くのグループや個人の考えを共有し，深めることができる技法です(Brown and Isaacs 2005)。最初に議論すべきテーマを設定します。正解のないテーマ，さまざまな考え方がありうる複雑なテーマを掲げるとよいでしょう。次に4〜6名のグループに分かれ15分ほど議論します。15分経ったら，1つのテーブルにまったく異なるグループのメンバーが集まるように，ホスト役1名を残してほかのメンバーは全員異なるグループへと移動します。新たなグループで再び15分議論します。最初にホスト役の学生が自分のグループでどのような議論がされたかを簡潔に説明した後，自由に議論します。15分経ったら全員が最初のグループに戻り，そこで再び15分議論します。特派員やワールドカフェは，グループの考えの偏りに気づいたり，新たな視点を手に入れたりすることができます。

> コラム **学生同士だからこそ促される学び**

　看護学生にとって解剖生理学は，専門科目の基礎として重要です。なぜなら，解剖生理学が基礎となり，微生物学や生化学，栄養学，さらには病態学へとつながり，患者の日常生活を支える根拠に基づいた看護実践力を獲得できるからです。その一方で，循環器や呼吸器，神経，筋肉などの名称と働きを理解し，説明できるようになるためには授業時間外の学習も必要となります。その習得には個人差があるものの，かなりの努力と苦労を要する学生が少なくありません。

　多くの学生が解剖生理学に苦心しているなか，ある1人の学生の復習ノートが非常にうまくまとめられ解剖生理学への苦手意識を克服したことから，彼に60分間の講義をしてもらうことにしました。

　その学生はカラフルでわかりやすい独自のスライドを用意したうえで，「恒常性と浸透圧・電解質」について説明をしてくれました。説明後，質問の時間を設けたところ，学生同士の親しさから数多くの質問がなされ，その質疑応答を経るうちに学生たちの理解が深まっていると感じました。

　これを機に，空き時間や放課後などを利用して，その学生がミニ講義をするようになりました。このミニ講義が広がり，学生同士が互いに学び合いながら困っていることや悩みを共有できる機会になることを期待し，教員はミニ講義を行う教室確保，プロジェクターやパソコンの準備，資料の印刷などをサポートしました。

　このミニ講義はやがて微生物学や栄養学，病態学へと科目が増え，定期試験前には学生同士での学び合いの時間が継続されました。その結果，参加学生の各教科の合格者も増えるとともに，4年生の国家試験模試では当初250点満点中150点前後だった学生たちも全員本試験で200点を超す得点で合格するなど，全体が確かな力を獲得したと実感することができました。教える側の学生だけでなく，教えられる側の学生も，わからないことをわからないと言えること，少しずれた質問であっても学生同士だから気にせずにやりとりができることから，理解を促されたように思います。1人の学生が始めたミニ講義は，ほかの学生たちも講義を準備して説明するなどの広がりをみせながら，国家試験直前まで上級生から下級生へと継続されていきました。

　　　　　　　　　　　　（三並めぐる，岡多枝子，眞鍋瑞穂）

第 3 部

発展的なアクティブラーニングの方法

8章 ジグソー法で知識を構成する

1 ジグソー法を理解する

1 ジグソー法とは何か

ジグソー法は1970年代に社会心理学者アロンソンが考案した**協同学習**の技法の1つです(アロンソン・パトノー 2016)。ジグソーパズルのように1つの課題を複数の小課題に分解し，学生同士の学び合いによって再統合することからこの名がつけられました。日本においてもジグソー法は小学校から大学まで広く取り入れられており，2000年代以降は看護教育の方法としても導入され始めています(緒方ほか 2002, 2003, 本間ほか 2006, 松下・金城 2013)。

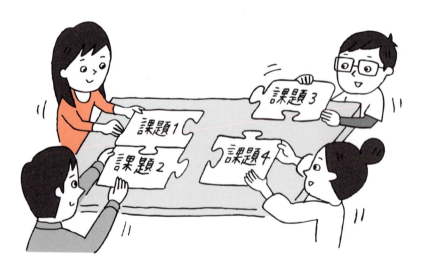

2 ジグソー法の特徴を理解する

　ジグソー法は，3つの特徴があります。第一は，学習者同士の対話を通して学習する点です。ジグソー法には，学習課題をグループで対話しながら学習する活動が組み込まれています。対話のなかでの批判や質問といった学習者同士のやりとりは，学習者の学習内容に対する理解を促します(三宅 1985)。

　第二は，ほかの学生に対して説明する活動を組み込んでいる点です。ほかの人に自分が学んだ内容を説明するという行為は，理解を深めます。特に，説明の聞き手から確認されたり質問されたりすることが，説明する人の理解を促すうえで効果があります(伊藤・垣花 2009)。

　第三は，学生自身が知識を構成することを重視している点です。教員が知識を伝達して学生が知識を身につけていくという方法とは異なる学習です。ジグソー法では，お互いの知識を持ち寄って，グループでの議論を通して学生自身で知識をつくりあげていきます。グループでの活動のなかで，説明に対する疑問や気づきを共有しながら，それぞれの学生が説明した内容を統合することで，学習を深めていくことができます。また，知識をつくりあげていくという学び方とはどのようなものなのかを体験することができます。

3 ジグソー法の基本的な流れを理解する

　ジグソー法の基本的な流れは，5つに分けることができます**(図 8-1)**(バークレイほか 2009)。

(1) オリエンテーション

　なぜジグソー法を用いるのか，ジグソー法の進め方，進めるうえでの注意点などを教員から学生に伝えます。また主課題と，主課題をグループ数にあわせて分解した専門課題を提示します。

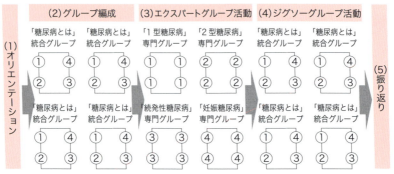

図 8-1　主課題「糖尿病とは」を例にしたジグソー法の基本的な流れ

（2）グループ編成

学生をグループに分けます。グループが決まったら，グループ内でそれぞれの学生がどの専門課題を担当するかを決めます。

（3）エクスパートグループ活動

同じ専門課題を担当する学生同士で集まります。このグループのなかで，担当する専門課題について学び合いながら理解を深め，さらにジグソーグループメンバーに教えられるようになることを目指します。

（4）ジグソーグループ活動

もとのグループ（ジグソーグループ）に戻り，お互いの専門課題について教え合います。専門課題ごとのつながりを把握し，主課題についての理解を目指します。

（5）振り返り

学習プロセスそのものを振り返り，以降の学習姿勢の改善につなげます。

2 ジグソー法を授業に組み込む

◾1 ジグソー法に取り組む準備をする

　ジグソー法では，1つの大きな主課題と，それを分解した複数の専門課題を用意します。用意する専門課題の難易度は，学生の習得状況と学習時間(授業時間外学習も含む)に応じて調整します。学生の習得度が低く，授業時間外学習に当てる時間が限られている場合は，専門課題に関する資料をあらかじめ教員が準備し，その資料を学生が理解し説明できるようにしましょう。学生の習得度が高く，学習に当てられる時間が十分にある場合は，学生自らが資料を探し，理由や根拠を伴った深い理解に至ることを目指しましょう。

　学生の意欲を高めるために，教員が用意した専門課題のなかで，それぞれの学生がどれを担当するかはグループ内で決めさせます。学生がそれぞれ自らの得手・不得手や関心をわかったうえで，グループ内で話し合って決めることは，コミュニケーション力を鍛える機会となるからです。

◾2 エキスパートグループ活動を行う

　同じ専門課題の担当者同士で4〜6人のエキスパートグループをつくります。メンバー同士で協力し合い，全員がその専門課題について他者に説明できるようになることを目指します。後のジグソーグループ活動では1人ひとりが責任をもって他者に説明しなければならないこと，つまり仲間の学習に責任を負っていることを今一度確認します。

　エキスパートグループ活動では，説明に使う資料や説明原稿を学生に作成させるとよいでしょう。学習した内容を整理できると同時に，他者に伝わるための創意工夫を学生自らが考えるようになるからです。また，ワークシートを配付してフォーマットに沿って学びを整理できるよ

うにするといった工夫もあります。グループ内でリハーサルをさせ，お互いにできている点や疑問点，改善点について話し合うよう促すとより効果的です。

3 ジグソーグループ活動を行う

　もとのグループに戻って，1人ひとりが教員役になり，担当した専門課題についてほかのメンバーに教えます。そしてメンバー全員が主課題について理解することを目指します。

　ジグソーグループ活動では，1人あたりの時間をある程度区切り，予定時間内に全員が説明し終わるようにしましょう。また，始める前に各自の準備状況を確認し，すぐに始められる状況ではないとわかった場合は5分程度の準備時間を与えてもよいでしょう。

　発表の仕方は学生に任せます。資料を配付して説明する学生もいれば，実演をしながら説明する学生もいます。教員は各グループを回り，円滑に進められているか観察します。時間が余っているグループには，全員が理解できているか，疑問点はなかったかを確認し，時間を有効活用するよう促します。

　グループのメンバーのそれぞれの発表を聞いたら終わりというわけではありません。それぞれの発表の内容を統合して主課題に対して何がいえるのかをグループ内で議論するための時間を設けます。この時間は，学生が議論を通して知識を構成していくための時間といえます。それぞれの発表の内容を比較したりいくつかの観点別に整理して，学生が発表の内容を統合できるように支援していきます。

4 ジグソー法の学習を振り返る

　ジグソーグループ活動で学生が導き出した主課題に対する結論や主張は，グループによって異なります。グループ発表を通して，全体で学習

成果を共有するようにしましょう。共有することで，学生は内容に対する理解を深めたり，新たな疑問をもつことができます（益川 2016）。

次に，ジグソー法での学習内容の振り返りを学生個人で行います。主課題に対する自分なりの考えを要約するように指示します。授業内で時間を確保するのが難しい場合は，授業時間外学習のレポート課題としてもよいでしょう。また，学習内容の振り返りに加えて，「エキスパートグループ活動でどのような貢献ができたか」「ジグソーグループ活動でメンバーにわかりやすく説明することができたか」など，自身の学習への取り組みについての振り返りを行ってもよいでしょう。

3 適切な学習課題をつくる

1 適切な学習課題の特徴を理解する

ジグソー法を通して学生が学習内容に対する理解を深められるかどうかは，主課題と専門課題を適切に設定できるかどうかにかかっています。ジグソー法の適切な学習課題の特徴として，以下のものが挙げられます。

(1) 主課題と関連した専門課題

ジグソーグループ活動での教え合いが単なる個別の発表にならないように，エキスパートグループ活動で取り組む専門課題は主課題と関連している必要があります。たとえば，「月経周期の調節機序」という主課題に対し，「卵巣の周期的変化」「子宮内膜の周期的変化」「視床下部と下垂体の働き」「基礎体温の変化」という専門課題を設定します。

(2) 学生が達成可能な専門課題

一部の学生だけが理解できるような専門課題は，ジグソーグループ活動においてほかの学生に教えることが難しくなるため適切な学習課題と

はいえません。逆に，すぐに理解できる簡単なものがよいというわけではなく，エクスパートグループ活動を通してすべての学生が理解できるレベルが求められます。

(3) すべての専門課題の詳細を理解する必要のないもの

学生はジグソーグループ活動でほかのメンバーが説明する専門課題よりも，自分が担当した専門課題のほうをより深く理解します。一方で，ほかの専門課題は教えることにあまり慣れていないメンバーから説明されるため，深く理解することが難しいでしょう。

(4) 専門課題を統合することで主課題に対する理解が深まるもの

主課題を単純に専門課題に分解すればよいというわけではありません。学生が専門課題の内容を比較し，共通する原理や類似性，差異を明らかにするなかで主課題に対する深い理解を得られるものにします。

2 主課題の分け方を工夫する

主課題に対する深い理解を促すためには，学生がそれぞれの専門課題を統合しやすくなるように主課題を分割しましょう。以下は，専門課題への分割の仕方の例を示したものです。

(1) 疾患別に分ける

疾患別に専門課題に分割します。たとえば，「糖尿病の患者に対する看護を理解する」を主課題として設定し，1型糖尿病，2型糖尿病，続発性糖尿病，妊娠糖尿病の専門課題に分けます (Ulrich and Glendon 2005)。疾患別に専門課題を設定する場合は，ジグソーグループ活動で学生がそれぞれの疾患の類似性と差異を比較しやすいように工夫します。たとえば，先の糖尿病についてであれば，ジグソーグループ活動では食事療法，運動療法，投薬の観点を含めてそれぞれの糖尿病を説明するように

指示します。

(2) 症例別に分ける

　患者の症例別に専門課題に分割します。たとえば，「認知症患者の看護」を主課題に設定します。入院によって行動・心理症状に変化をきたした事例，認知機能障害により自立した生活が困難になった事例，肺炎により認知症が悪化した事例，認知症高齢者を抱える家族の事例など，認知症高齢者の看護の原則や機能評価，家族支援などのポイントを含む事例を準備し，専門課題として分割します。

(3) 看護理論別に分ける

　看護理論別に専門課題に分割します。たとえば，「看護理論をもとに看護の役割を考える」という主課題のもと，ヘンダーソン，ロイ，オレムなどの看護理論家の理論別に専門課題に分けます (Ulrich and Glendon 2005)。

(4) 段階やプロセス別に分ける

　発達段階やプロセス別に専門課題に分割します。たとえば，「ライフサイクル別にみた発達段階の特徴」を主課題として設定した場合，乳児期，幼児期，学童期，青年期などに専門課題を設定します。また，周術期看護であれば，術前，術中，術後，退院指導のように経過別に分けることもできます。

コラム　覚えづらい用語を使えるようになる授業

　学生たちの多くが「月経周期の調整機序」を学ぶ際，カタカナばかりのホルモンの名称を覚えることに苦手意識を抱きます。教員にとっても講義で学生たちの集中力を維持するのが難しいですが，看護師国家試験での出題頻度は高く，知識の確実な定着を求められる学習内容で

す。このような学習内容を学生たちが習得しやすくなる方法として，筆者はジグソー法を用いています。

　主課題を「月経周期の調節機序」とし，月経周期の調整に関係する各器官の働きを「視床下部・下垂体の働き」「卵巣の働き」「子宮内の変化」といったような専門課題にします。専門課題ごとに分かれたグループで学習した後，もとのジグソーグループに戻り，月経の開始から順に調節機序に沿って，それぞれの器官から分泌されるホルモンの名称とどの器官に作用するかをメンバーに説明し，全員で月経周期の調節機序を「つくりあげて」いきます。このとき，自分の担当する器官から分泌されるホルモンの名称を口に出しながら，どの器官に作用するかを説明するのですが，作用する器官を担当する学生へ向かって腕を伸ばして作用していることを指し示す，ホルモンの分泌量が増えるときは腕の振りを速くし，分泌量が減少しているときはゆっくり動かすなど，作用する器官とホルモンの分泌量の変化を視覚的にもわかるよう説明することを指示しておきます。

　教室中が賑やかな「パントマイム教室」のようになりますが，全員が連動しないと月経の調節機序はできあがらないため，誰一人「さぼる」ことなく真剣に取り組みます。授業終了時にその日の学習内容をテストすると高い正解率で，正しく理解できたことが確認できています。また，ジグソーグループで調節機序を「つくりあげて」いく際に何度もホルモンの名称を口にすることで，学生が自然にホルモンの名称に馴染み，記憶していくことも学習効果の1つになっています。

　ジグソー法では，自分が担当するテーマを十分理解したうえで口に出し，時には耳慣れない専門用語を何度も口にしながら説明しないとほかの学生には伝わらないことが学習効果につながっていると考えられます。さらに，ジグソー法による授業の終了時にテストを行うことで，自分が担当しなかった専門課題を理解しようと積極的に聞いたり質問したりすることも学習効果を高めていると思います。　　（服部律子）

4　ジグソー法の効果を高める

❶ グループ学習に慣れてから取り組む

　ジグソー法は学生同士の協同と個々の学生の責任感を高い水準で求め

る方法です。基本的な**グループ学習**の考え方や進め方に学生自身が慣れていなければ、うまく機能しない可能性があります。学生に必要な姿勢やスキルが身についてからジグソー法に取り組むようにしましょう。たとえば15回の授業の前半に**シンク・ペア・シェア**や**バズ学習**などの基本的なグループ学習の技法を取り入れ、後半にジグソー法を用いることで、より円滑に進めることができます。

2 授業時間外学習で学習課題の理解を助ける

　エクスパートグループでの理解を深めるために、授業時間外での学習が推奨されることがあります。授業時間外学習を促すために、学生間の相互チェックをルール化してもよいでしょう。同じエクスパートグループのなかで教える役と教えられる役に分かれ、適切に教えられるかを授業時間外に確認させます。その際、教員側でチェックリストなどを用意しておくと、必要な評価項目を確認することができるでしょう。

3 ジグソーⅡに挑戦する

　ジグソー法を用いると、自分が担当したエクスパート分野には詳しくなりますが、ほかの学生から教えられた分野の理解度が低くなると指摘されることがあります。原因の1つとして、エクスパートとして他者に教えるための学習はしても、他者から教えられたことを復習する時間を十分にとれないことが考えられます。

　そのようなジグソー法の課題を解決するために、**ジグソーⅡ**という技法が開発されています。ジグソーⅡは、1986年にスレイビンが開発した方法で、2つの工夫がなされます(友野 2016)。1つは、すべての専門課題について全員が資料などを読み込んである程度理解したうえで、グループ活動を行うことです。もう1つは、専門課題に関するテストを実施し、グループメンバー1人ひとりの個人成績を合算してグループの

得点とすることです。そして，最も優れたグループを表彰します。すべての専門課題を学習する時間を確保し，グループ間の競争を組み込む点がジグソーIIの特徴です。

9章 チーム基盤型学習を実践する

1 TBL を理解する

1 TBL とは何か

チーム基盤型学習(Team-Based Learning，以下 TBL)は，学生が少人数のグループを組み，自分が学習してきたことをもとにグループ内で議論しながら問題を解決する方法です(マイケルセンほか編著 2009)。TBL は 1970 年代，オクラホマ大学のビジネススクールで開発され，アメリカを中心に幅広い分野で積極的に取り組まれています。

TBL の主な活動は，以下の 3 つです(Parmelee ほか 2012)。

- 個人での事前学習
- 個人とグループでの準備学習確認テスト
- グループで行う応用課題

学生は，個々で事前学習をしたうえで授業に参加します。授業では，事前学習の内容に関する準備学習確認テストを個人とグループで受けます。その後，事前学習の内容を用いてグループで応用課題に取り組みます。学生は事前学習をしなければ，自分の点数が低くなるだけでなく，グループに対して貢献することができません。学生は，自分とグループに対して責任を負って学習することが求められます。

2 TBLの効果を理解する

TBLでは，事前学習の内容に関して個人とグループでの準備学習確認テストを行うことから，その**テスト効果**により知識の習得が促されます。また，応用課題として臨床の場で遭遇しそうな事例を用い，どのようなケアやかかわりが必要となるかグループで話し合うことを通して，習得した知識の活用を促します。

近年，ヒューマンケアの基礎となる，状況を的確に判断する能力や多職種間の連携，主体的に学習する態度を養う教育が看護職に関する免許の取得前に必要であるとされています(厚生労働省 2011)。また，2005年に経済産業省が提示した「前に踏み出す力」「考え抜く力」「チームで働く力」の3つの能力とそれらを構成する12の具体的な能力要素である**社会人基礎力**が，医療現場や地域で働く看護職にも必要とされています(髙橋 2013)。TBLでは，グループ内で自分の考えを他者に伝える必要があるため，説明する力やコミュニケーション力が身につくようになります。また，グループで学習課題に取り組むことで，自分やほかの学生を信じて協力することの大切さを身につけることができます。

2 TBLの進め方

1 学習のプロセスを理解する

TBLの学習は，授業時間外に事前学習を行う準備段階，個人でテストを受ける iRAT（individual Readiness Assurance Test，個別準備学習確認テスト）とグループでテストを受ける tRAT（team Readiness Assurance Test，チーム準備学習確認テスト）からなる準備学習確認プロセス，グループで応用課題に取り組む応用段階に分かれます。tRATは，GRAT（Group Readiness Assurance Test，グループ準備学習確認テスト）とも呼ばれます。図9-1は，TBLの学習プロセスを示したものです。

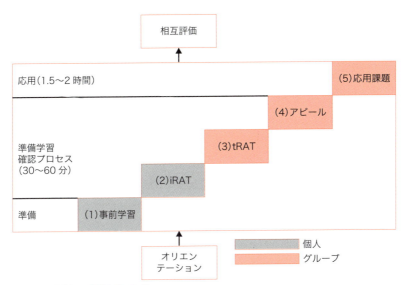

図 9-1　TBL の学習プロセス

Parmelee ほか（2012）を参考に筆者作成

(1) 事前学習

　教員は授業の前に事前学習用の教材を学生に与えます。事前学習用の教材としては，教科書，文献，映像資料，スライド資料などが挙げられます。学生は，授業内での2回の準備学習確認テスト（RAT）と応用課題に向けて，授業までに予習します。

(2) iRAT（個別準備学習確認テスト）

　授業ではまず，事前学習で学んだ内容に関するテストを，個人で受けます。TBL でのテストでは，応用課題を解けるために習得しておく必要のある概念に焦点を当てた問題が 10〜20 問提示され，複数の選択肢のなかから1つの解答を選ぶ**多肢選択法**です。

(3) tRAT（チーム準備学習確認テスト）

　次に，iRAT と同じテスト問題をグループで解きます。グループで選

情報処理 TBL-tRAT3 解答用紙 G　　　　　　　　　　　日付

問題	a	b	c	d	得点
1	C	G	C	Q	
2	C	G	Q	C	
3	C	G	C	O	
4	C	C	G	Q	
5	C	O	C	G	
6	G	C	O	C	
7	Q	O	G	C	
8	C	G	O	C	
9	C	O	C	Q	
10	Q	C	G	Q	

グループ名	参加者名				合計点

図 9-2　自作の tRAT 解答用紙
正解を G とし，C，O，Q は不正解とする。それは，修正テープなどで覆い隠した際に，正解を判別しにくくするためである

　択肢を決める際には，多数決や 1 人の意見によって決めるのではなく，議論を通して全員が合意して決めるように促します。
　グループで議論して決めた解答が正解かどうかすぐに把握できるように，スクラッチカードを用いるのが基本です。スクラッチカードは市販のものがありますが，ケント紙にスクラッチカードの正解，不正解の表をつくって印刷することで自作もできます**(図 9-2)**。
　学生は正解が出るまで選択肢を選びますが，正解を選ぶまでの回数によって，グループに与えられる点数は異なります。基本的なルールとして，以下のものがあります。

- 1 回で正解すれば 3 点が与えられる
- 正解すれば 2 問目に進む。正解しなかったら議論をやり直す。2 回目で正解すると 2 点が与えられる
- 3 回以内に正解するか(1 点)，3 回間違えるか(0 点)して，点数が確

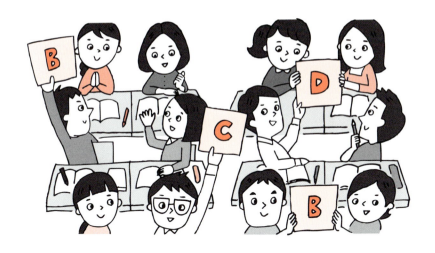

定したら次へ進む

(4) アピールの時間

　tRAT で不正解だった問題について，学生が自分たちの正当性を主張します。教員は学生のアピールに**フィードバック**♪します。学生の主張が正しく，問題に間違いがあった場合，アピールしたグループにだけ 1 点を与えます。このことは前もってルールとして伝えておきます。アピールによって問題の不具合に気づくことができ，教員にとっても意味があります。

　また，tRAT で多くのグループが間違って理解していたことが判明した場合は，教員が学生に解説します。間違って理解したまま，次の応用課題に取り組まないようにしましょう。

(5) 応用課題

　臨床で直面するような事例を提示し，事前学習で習得した知識を活用する応用課題にグループで取り組みます。グループ内で議論し，それぞれのグループで解答を導きます。解答は，全グループが模造紙や解答

ボードなどを用いて，一斉に挙げるようにします。また，一斉発表後のグループ同士の議論では，それぞれのグループがその選択肢を選んだ根拠を説明し教室全体で議論します。

2 オリエンテーションを行う

　TBL は主にグループで問題に取り組むため，オリエンテーションをしっかりと行うことが重要です。オリエンテーションの一例を以下に示します。

- プレテスト
- グループ編成
- **アイスブレイク**🎵
- **ブレインストーミング**🎵
- スケジュール確認

(1) プレテスト

　授業を始める前に，学生がこの科目（あるいは授業）に関する知識をどのくらいもっているのかを知るため，テストを行います。たとえば，2年生から3年生への積み上げ式の科目の場合，2年生の授業で扱った内容などを問います。あるいは，専門用語を 20〜40 程度並べ，どの程度知っているのかを4または5段階で**自己評価**🎵し，結果を合計して点数化します。学生が自己を的確に評価できるよう，プレテストの結果は成績に反映されないことを学生に伝えます。

(2) グループ編成

　1グループの人数は6人までが基本です。人数が多くなると意思決定に時間を要しますし，主体的に参加しない学生が生じる可能性があります。

(3) アイスブレイク

　TBLのためにつくられたグループですので，普段あまり会話をしない学生同士が組む可能性があります。学生同士がお互いを知り，一緒に取り組めるような雰囲気づくりをするためにアイスブレイクを行います。

　効果的なアイスブレイクの方法の1つとして，**大好きマップ**♪による自己紹介があります。好きなものの話をする際，人は自然と笑顔になります。そのため，早く打ち解けた雰囲気をつくることができます。

　TBLでは**協同学習**♪を通してお互いに協力して目標達成を目指すグループを育てることで知識と技能を同時に習得します。アイスブレイクやブレインストーミングは，メンバー個々がばらばらなグループからお互いに協力するグループへの移行を助ける最初の機会となるので，初回の授業で必ず行いましょう。

(4) ブレインストーミング

　この授業で学ぶことに焦点を当てます。授業の主題が子どもの権利であれば，テーマを「なぜ子どもの権利について学ばなければならないのか」とし，その理由を2分くらいの時間で，グループで考え話し合い，最低20個書くようにします。

(5) スケジュール確認

　TBLでは，事前学習を前提で授業を行うため，少なくとも1週間前に教材を配付または購入できるようにし，学習範囲を提示します。看護学生には，病院実習など，いろいろなイベントがあります。その期間は忙しくなるため，準備学習の範囲や量を少なくすべきかどうか悩む教員もいるでしょうが，スケジュール管理は看護師にとって基本です。忙しい時期でも，先の先までスケジュールを考えて準備できるように初回の授業で伝えます。これを実現するためにも，すべての授業のシラバスには教材やテキスト以外に毎回の授業のスケジュールが示されていることが重要です。

3 相互評価を行う

　中間期と期末に学生同士の**相互評価**を行います。相互評価は少なくとも2回行うのが望ましいです。中間期の相互評価は評価の練習として、期末の相互評価ではその結果をグループ点の配分に反映します。

　相互評価では、メンバーが同じグループのほかのメンバーに対してグループの成果への貢献度を点数で評価し、文章で具体的なフィードバックを行います。メンバーに点数で評価する際には、各メンバーに同じ点数を与えないという条件をつけます。また、文章によるフィードバックでは、グループワークに貢献した具体的内容と、もっと貢献するために取り組んだほうがよいことについて書きます。

　1人のメンバーへのフィードバックには、氏名、役に立ったところ、改善点、貢献度（点数）を横に並べて書き、回収後に短冊形に切って書かれた本人に返します。評価者が誰かはわかりません**(表9-1)**。最後にメンバーのつけた点数を平均し、グループ点に傾斜をつけて個人点に追加

表9-1　貢献度評価シートの例

メンバーの名前	どんな点で最も役立ったか	どういう点を改善すれば、もっと効果的なグループ学習ができるようになるか	貢献度
グループ名		合計	100

します。

3 TBLの学習課題を作成する

1 逆向き設計で問題を作成する

　iRATとtRATは同じ問題を用います。そのため、教員はRATと応用課題の2つの問題を作成する必要があります。

　重要なのは、学生に期待する学習成果から設計する逆向き設計で問題を作成することです。事前学習のための教材を決めた後に、RAT、応用課題を作成してしまうと、学習目標を網羅することができなくなる危険性があります。学習目標に基づいて応用課題を作成し、その後、RATの問題を作成するようにします。**図9-3**は、問題作成のプロセスを示

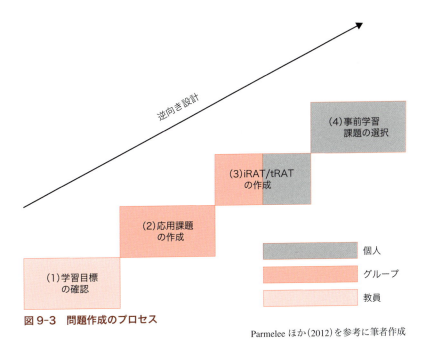

図9-3　問題作成のプロセス

Parmeleeほか(2012)を参考に筆者作成

したものです。

2 応用課題を作成する

　設定した学習目標を確認したら，応用課題を作成します。看護の授業では，アセスメントのデータが記された事例がよく用いられます。応用課題の作成で重要なのは，問題の量ではなく質です。応用課題の原則として，4S's があります（Parmelee ほか 2012）。

- 意義のある問題（Significant problem）：可能な限り将来，看護師として臨床現場で働く際に役に立つような問題。インターネットや教科書に正解はなく，グループでの深い議論を通してのみ正解に到達できる
- 同じ問題（Same problem）：すべてのグループが同じ問題に同じ時間で取り組む
- 特定の選択肢（Specific choice）：すべてのグループが，議論を通して選択肢から解答する問題を作成する。選択式にすることで，すべての学生が各グループの解答を一度にみられるようになる
- 一斉の発表（Simultaneous report）：すべてのグループが選択した解答を同時に発表する。同時に発表することで，それぞれのグループはほかのグループの解答をすぐに把握することができる

　以下に，実際に小児看護学援助論で活用した応用課題を示します。学生が，自己学習で学んだことに加え，これまでに習得した知識も活用しながらグループで議論し，取り組めるようにします。この例では，「腸重積に関する基本的な知識」として，「発症後数時間〜24時間経過すると腸管壊死や穿孔によるショック状態のリスクがある」ことをおさえて，最も優先すべき情報を考えてもらうために作成されています。発症した時間は，どのような状況からとらえることができるか，臨床での状況を

考え，選択肢を設定しています．

> 9か月のちひろ君．お昼ご飯を半分しか食べられなかった．昼食後，元気がなくなり，時々激しく泣くことがあり，お昼に食べたものを吐き始めた．その後も間欠的に泣くことが繰り返され，ぐったりしてきたので，午後10時，母親が救急外来に連れてきた．救急医の診察の結果，腸重積症と診断された．浣腸で粘血便がみられ，バリウム注腸による整復が考慮された．この時点で最も重要な情報はどれか．
> A．最終嘔吐の時間
> B．最終食事摂取時間
> C．間欠的に泣き始めた時間
> D．粘血便が認められた時間

3 RAT を作成する

応用課題を作成したら，多肢選択式のRATの問題を作成します．RATは，応用課題を解くために必要な概念を習得しているかどうかを確認するためのものです．細かな知識を問う必要はありません．

RATの問題を作成するうえでのポイントとして，以下の3つがあります．

(1) 正解を選択する問題

「正解」を選ぶ問題です．間違いを選ぶ問題にすると，間違いを覚える可能性があるため，正しい答えを選ぶ問題をつくります．以下に正解を選択する問題の例を示します．

> アデノイドおよび口蓋扁桃手術を受けた5歳の女の子．術後のバイタルサインは安定している．術後のケアで適切なのはどれか．
> A．頻回に口腔内を観察する
> B．口腔内の分泌物は飲み込むように伝える

C．痛いときには大きな声で教えてほしいと伝える
　　D．口唇周囲を観察する

【作問の意図】この問題では，手術の合併症の観察とケアを考えることを求めています。アデノイドおよび口蓋扁桃摘出術の合併症では，24 時間以内に出血，術後の疼痛や創部痛などが考えられます。手術操作で口を大きく開けることから，口唇周囲に亀裂が生じやすくなるので，D の口唇周囲の観察は重要です。また，摘出後の出血状況を観察するためには，口腔内をよく観察することも必要ですが，口を大きく開けたり，声を出したりすることによって，創部からの出血を誘発するなど創部の安静が保てなくなることから発声は最小限にすることが必要ですので，頻回に口を開けて観察する A や C は適切とはいえません。さらに，口腔内の分泌物や唾液を観察することで，創部からの出血状況を観察する必要もあるので，なるべく飲み込まないように説明することも重要です。こうした理由から「D．口唇周囲を観察する」が正解です。

（2）最善のものを選択する問題

　最善のものを選ぶ問題です。たとえば，「腸重積症が疑われる子どもで，診断のために実施される処置のうち，最も適切なものはどれか」といったものです。4 つの選択肢のうち，複数または全部が正しい説明文で構成され，そのうち最善のものといえるものは 1 つだけという問題をつくります。最善のものを求める問題は学生にとってまぎらわしく，議論が活性化するため良問ではありますが，難易度も増します。解答に要する時間も当然増えますので，全体の時間のことも考えて問題数を調整しましょう。

　　3 歳のあさとくん。お昼過ぎから 39.8℃の発熱があり，「おくちがいたい」と話し，食事もとれず，水分も少しずつしかとれない状況であった。夕方になっても熱が下がらず，全身に発疹のようなものが出現し，元気がなくなったことを心配したお母さんと一緒に外来受診した。末梢静脈からソルデム 3A の輸液を開始し，入院となった。川崎病が疑われ，入院翌日からは免疫グロブリン大量療法の指示が出された。免疫グロブリン大量療法を始める前の観察として，優先順位が最も高いのはどれか。
　　A．全身の発疹

    B. 口腔内の痛み
    C. 静脈留置カテーテルの観察
    D. 経皮的動脈血酸素飽和度

【作問の意図】この問題では，免疫グロブリン大量療法開始前の観察として重要な点を考えることを求めています。口の痛みや発疹といった症状の変化を評価するために投与前の状態を観察することも必要ですが，免疫グロブリンは静脈から投与されることから，輸液を注入する末梢静脈に挿入されている針（カテーテル）に輸液漏れ，発赤などの炎症所見がみられないかといった点をよく観察することが大切です。そのため，「C．静脈留置カテーテルの観察」を，この状況における最善とします。

(3) 予習範囲に必ず正解がある問題

　予習範囲外の問題では，学生同士に知識がないため議論ができません。学生は事前学習を行う意味がないと判断してしまいます。そういった状況を避けるため，教員は問題を作成する際には，指定した予習範囲の内容になっているかどうかを確認する必要があります。予習の範囲を限定することも重要です。「関連文献も読んでおくこと」などと曖昧な指示はせず，どの文献のどのあたりに目を通しておかなければならないかを指定します。事前に読んでおく文献の範囲が広すぎたり，読んでいない資料から出題されたりすると，学生は事前学習の範囲が際限なく広がるように感じ，負担に感じたりやる気をなくしたりするようになります。

4 テスト問題を確認する

　応用課題と RAT の問題を作成したら，以下の点から確認しましょう（Parmelee ほか 2012）。

- 問題で問いたい学習内容は何か
- 解答するのに必要な情報を学生は学習しているのか
- もしすべてのグループが正解したらどうするのか，次の問題に移る

か，数分与えて「2番目によい答えは何か」について考えるようにするのか
- もしすべてのグループが不正解だったらどうするのか，正解について教員の考えをどのように学生に伝えるのか

4 グループでの議論を活性化する

❶ 思考を言語化する

　教員には，グループ内の議論の内容の善し悪しを判断したり，議論の内容の間違いを指摘するのではなく，「どうしてそのように考えたのかをメンバーに伝えてみましたか」「あなたの考えに対してほかのメンバーはどのように思いましたか」など，学生の思考プロセスを支えたり，学生の思考を言語化できるように導いたりする役割があります。これは，解答を共有する場面でも同様です。「どうしてその解答になったのか，ほかのグループに説明してみてください」「解答に迷った理由は何ですか」など，クラス全体で思考が共有できるように働きかけます。

❷ 多数決ではなく議論を促す

　多数決でグループの解答を決めようとする場面をみかけることがあります。「どれが正解か」ではなく，「なぜそれが正解か」または「なぜ不正解か」つまり解答の根拠について話し合うように助言しましょう。tRATを始める前には，解答の根拠について議論をするよう学生に伝えておきます。それでもtRATが始まって実際に議論をしてみると，正解か不正解かを多数決で決めようとするグループが現れるかもしれません。少数意見のなかに，重要な意見が含まれていることがあります。「対象の患者さんを目の前にして，多数決でケアを選択したりはしませんよね。ここでも，そのケアがどうして適切かそうでないかを話し合ってみましょ

う」というようにメンバーに声をかけるとよいでしょう。

3 異なる意見を尊重する

　自分と異なる意見に対して「ありえない」「そうじゃない」などと相手の意見を完全に遮ってしまう学生がいます。このような場合，意見を否定された学生はもちろん，ほかのメンバーも嫌な気持ちになり，グループの結束力が低下していきます。グループのなかに問題が生じたときは，グループが成長するチャンスでもありますが，グループのなかで解決できることばかりではありません。時には，「患者さんの前でも，自分の意見だけ通しますか，相手がどうしてそう思うか，聞いてみるのもいいのではないでしょうか」など，教員が学生の身近な場面にたとえて伝えることも必要です。

コラム　TBL でのディスカッションが実習で活かされるとき

　筆者は小児看護学の授業に TBL を取り入れています。その理由は，学生が学習と体験を重ねながら，子どもの発達や疾患，解剖生理の知識を身につけるだけでなく，目の前にいる子どもとその家族にとって本当に必要なケアを考えることにつながるからです。

　学生が，子どもとその家族に必要なケアを深く考えるためには，実践のなかで体験するであろう場面を想定し，また，グループのなかで議論が促されるような応用課題を設定することが大切です。筆者が TBL を始めたばかりの頃，「はじめて採血をすることになった 4 歳のわたる君。"ちっくんする"と聞いて泣き出し，処置室に入ってくることができません。このとき，看護師のかかわりで適切なのはどれでしょう」という，採血を嫌がる子どもへのケアを考える問題を作成しました。選択肢には，「子どもの発達段階に応じた方法で採血の必要性を説明する」「子どもの気持ちを受け止めるかかわりをする」「母親にわたる君の説得をお願いする」「痛くないよと伝える」の 4 つを設けました。

　学生の解答は，「子どもの気持ちを受け止めるかかわりをする」グ

ループと「子どもの発達段階に応じた方法で採血の必要性を説明する」グループに分かれました。「採血の必要性を説明する」と主張するグループのなかには，「子どもに処置の説明をすることは，子どもの権利の視点からも重要だと教科書には書いてありました」と述べる学生もいました。そこで，筆者は「なるほど，説明することは確かにとても大切です。ですが，目の前で，絶対に採血をしたくないと泣いている子どもがいたときに，説明をすることがその子にとって本当に必要なケアでしょうか」と問いかけました。そして，学生たちにさらに議論を重ねてもらいましたが，「何が正解かわからなくなった」と戸惑う声も聞かれました。また，「実際に採血を嫌がる子どもに会って話してみないとわからないのかも」という学生もいました。

　教室内で行われるTBLなどの授業が終わると，学生たちは実際に病棟に行き，子どもや家族と直接かかわることになります。ある日，実習を終えた学生から，「今日，採血で泣いちゃった子どもがいました。その子は，採血しなくてはいけないということはわかってましたが，どうしても怖かったのです。やっぱり，そのとき説明するのはケアではないなと思いました。TBLでの経験が，実習に来て，"そういうことか"とわかった気がします」と話してくれたことがありました。

　実践の場では常に答えが1つではないため，そのときの最善解を考え，ケアができるようになることが求められます。TBLで議論をしながら解答に至るプロセスは，実践の場で状況を判断しながら考える力を高められることから，1人ひとりの子どもの状況に応じたケアを考える力を身につけることができていくように感じます。　　　　（松岡真里）

10章 問題基盤型学習を実践する

1 PBLを理解する

1 PBLとは何か

問題基盤型学習♪(Problem-Based Learning、以下PBL)は、教員が提示するシナリオや事例を糸口に、学習課題を自らが見出し、その学習課題に対して学生自身が学習計画を立て学びながら、問題解決を図っていく教授法です。PBLは、1960年代の後半から1970年代にかけて欧米で実施されるようになり、1990年代から日本でも医学教育や看護教育分野で盛んに実施されています。

2 PBLチュートリアルの特徴

看護師養成機関の教育では、PBLチュートリアルと呼ぶ少人数グループによるPBLの方法がよく用いられます。学生を6人程度の少人数グループに編成した、個人による自己学習とグループでの議論による学びです。このPBLチュートリアルでは、学生が自ら学ぶ内容を設定して自己学習しておくことが、グループでの学習に参加する条件となります。それぞれの学生が自己学習した内容を活かしてグループで議論をするため、多角的な視点から問題に対して意見を出し合うことができます。また、議論の後に、個人やグループでの学習に対する態度を振り返る時間を設けます。

グループでの議論には教員(時には上級生)がチューターとして参加し

ます。チューターの主な役割は，学生の学習状況にあわせて適切なタイミングで教材を提示する，発問を投げかけて学生の視野を広げる，あるいは思考を収束させて考えをまとめるきっかけを促すなどです。振り返りの場面においては，建設的な**フィードバック**♪によって学生の学習意欲を高めることにもかかわります。

3 PBL の効果

　看護実践においては，明確な根拠に基づいて専門的技術や知識を現場で活用できる能力が必要です。医療分野では日々新しい技術や知識が生み出されており，その技術や知識をアップデートできる能動的な学びが求められます。また，最近では，医療と介護の間で切れ目のない支援として医療機関と地域支援の緊密な連携が重要となり，医療専門職と在宅支援を担う介護分野の職種との協働も重要になっています。さまざまな職種がチームとなって業務を遂行するには，患者や利用者の問題を共有し，各専門職の役割を意識しつつ，お互いに調整し合って活動することが求められます。

　PBL は，物事を多面的にとらえる姿勢，そして課題解決に向けた努力や探究力を育て，情報の探索とその分析を経て推論や予測を立て力を養うことができます。また，コミュニケーションを通して人と円滑な関係を形成できるといわれています。看護職にとってリーダーシップやコミュニケーション能力，グループ活動における調整力などは，協働して活動するために必要と考えられる能力であることから，これらの習得に有効な PBL に関心が寄せられています。

2 PBL の進め方

　PBL チュートリアルでは，自己学習とグループ議論を繰り返し行います。何回繰り返すかは，学生に学ばせたい内容，つまり学習の分量に

応じて柔軟に設定することが可能です．たとえば，周術期患者の看護診断学習では，3回のグループ議論のセッションを配置することができます（鈴木編 2014）．この事例をもとに，PBLの進め方を説明します．

1 PBLのプロセスを理解する

　PBLチュートリアルを学生がはじめて経験する場合は，学習者の心得などPBLの進め方をオリエンテーションで説明します．1回目のセッションは，チューターが提示するシナリオや事例をグループの学生で読み合わせ，そこに記載されている情報をもとに，既習学習の知識を想起しながら学習課題に含まれる問いについて推論を立てます．そして，看護診断を導くために必要な学習すべき内容の洗い出し，自己学習する学習内容の整理，学習の優先度も考慮した学習計画の立案を行います．

　各学生は，学習計画に沿って自己学習を行い，2回目のセッションの準備をします．自己学習では，書籍や雑誌，インターネット上の学習ツール以外に，授業時間外にチューターや科目責任者，関連する専門分野の教員などへ問い合わせができる**オフィスアワー**♪なども利用します．

　2回目のセッションでは，各自が学習した内容，資料，文献などをグループで共有しながら患者の健康状況などをアセスメントします．セッションの途中，チューターは新たな情報（生理学的データ，治療内容，術後の経過，患者の発言など）を提示します．学生は新たな疑問や不足している知識に気づき，学びたい内容を自己学習に追加して，3回目のセッションに向けた自己学習に取り組みます．

　グループ議論の最後となる3回目のセッションでは，提示された情報に基づき患者のアセスメントから全体像を描き，看護診断名を考え，看護介入の方向性を話し合います．そして学習の成果物は指定された形式でまとめ上げます．

2 PBL を振り返る

PBL チュートリアルは，教員が**講義法**♪で説明する授業に比べて学ぶことのできる学習量は少なく，むしろ学び方を習得することの比重が大きい教授法です。そのため，毎回のセッション後に行う振り返りが重要になります。各自が自己学習とグループ議論への取り組みを振り返って発表し，チューターや学生同士によるフィードバックを受け，学び方を見直すきっかけにつながります。

以上の PBL の学習進行の流れを図で示すと，**図10-1** のようにまと

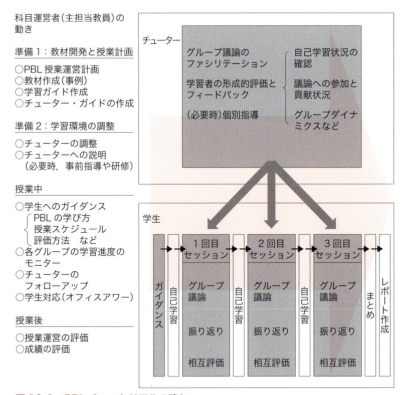

図10-1　PBL チュートリアルの流れ

めることができます。

3　PBL の教材を開発する

　PBL の教材としては，学習課題とチューター・ガイドの作成が不可欠です。これらの教材を作成するにあたって，まずは学習目標を明確にします。PBL は，学習者が事例から自分で問題を発見し，その問題を解決するための方法を学習するものです。通常の授業では，最初に学生に学習目標を提示しますが，PBL の場合，「○○について説明できる」「○○について考えられる」という学習目標が，自ら探索すべき学習内容になるため，これらを授業の最初に教員から提示することができません。そのため，教員は，最終的に到達してほしい学習目標を見据えて，そこにたどり着けるように学習課題を設定する必要があります。

　また，一般的に，PBL は少人数グループに対して，その学習プロセスを支援するチューターが存在します。チューターが学習目標や PBL の運営を十分に理解し，うまく学生を支援するための指針として，チューターガイドを用意します。

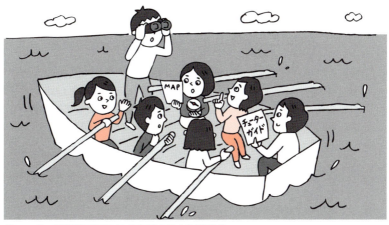

チューターは学習プロセスを支援する水先案内人

| コラム | **チューターは学生の杖となれ** |

　PBLチュートリアルが効果的に進むためには，チューターが学生の主体性を信じ，学生の気づきを促すための介入が必要です。というのも，チューターの役割はあくまでも学習者を支援することにあるからです。学生が学習を進めていくプロセスでつまずいたとしても，自身で立ち上がり歩くことができるような，杖のような存在であるべきではないでしょうか。時に，学生は学習プロセスよりも与えられた学習課題の結果を出すことに力を注ぐ場合があります。このとき，チューターがどのようにかかわるかで，学生の学習プロセスを支援できたりできなかったりすることがあります。そのようなことに気づく授業がありました。

　それは，筆者が担当している成人看護学の授業でのことです。筆者は胃がん患者を事例とした看護過程の学習を，PBLチュートリアルを用いて実施していますが，この授業では既習学習の知識を活用しながら多角的にアセスメント能力を養うことを目標とするため，消化管の解剖学的構造や生理機能といった基礎的な知識も必要になります。しかし，学生たちは学習課題を早く仕上げることに懸命になり，基礎的な知識の学習をせずに，いきなり術後合併症や看護援助方法について議論を始めることがあります。あるチューターがそのような状況を軌道修正しようとし，「基本的なことからやったほうがいいのでは」と問うたところ，学生たちは議論の内容をチューターに否定されたと思い，やりにくさを感じたというケースがありました。

　確かに，基礎知識の整理から始めるのは理想的ですが，強制的に学習の方向性を変えるのは学生の意欲を減退させます。どんなに早く学習課題を仕上げようとしても基礎的な学習が不足している場合，どこかで議論は行き詰まります。内発的な学習への動機を高めるためには，学生の思考のステップを考慮し，タイミングを見計らって関連分野の知識の確認を促すような支援や，自尊心を傷つけない発問の仕方が大切です。

　また，学生たちが黙っていることに耐えられないチューターは，学生の主体的な行動を妨げます。どんな発言をしてもほかの学生が受け止めてくれるという安心感がグループ内で育つまでには一定の時間を要します。沈黙のたびにチューターが説明や発問をしていると，学生はチューターの言葉を待つようになり，次に何をしたらよいかを考え

> なくなります。学生からの議論を待ち，行き詰まったときに杖のように支えることがチューターには求められるといえます。
>
> （山口乃生子）

1 問題解決に向けた学習課題を作成する

　PBL では，第一に，学生が興味をもち，主体的に学習しようとする意欲を喚起するような学習課題の設定にすることが大切です。看護の分野であれば，実際に医療の現場で問題となっている事例を活用することで，学生は意欲を高めます。次に，学習目標との関連をもたせる必要があります。PBL における学習目標は，知識の統合を含むものです。知識の理解だけでなく，問題解決に向けて知識を活用することを求める学習課題を設定します。

　優れた学習課題の特徴として，以下のものが挙げられます（ダッチほか編 2016）。

- 学習課題の内容が現実世界の問題と関連づけられている
- 事実，情報，論理性，合理性に基づく意思決定や判断を学生に求めている
- 学生全員が問題解決に向けて協力して取り組まなければならない複雑さをもつ
- 学生全員が引き込まれるような議論の余地がある問題を扱っている
- 授業で学ぶべき内容が含まれている。**既有知識**と新しい概念との関連づけがなされており，ほかの授業の概念にも結びつけられている

　学習課題で用いる事例は，場合によっては，教科書に加えて新聞記事やニュース，最新の研究論文を参考にしたり，最近の時事問題を使用することもあります。ここでは，看護診断学習の際の学習課題の作成の例を用いながらポイントをみてみましょう。

(1) 学習目標や学習内容をリストアップする

　担当する授業の学習目標や学習内容をリストアップします。学習内容，中心となる理論や原理，教科書などに掲載されている典型的な問題を洗い出します。看護診断の学習目標であれば，「患者の病態や治療に関する学習方法を説明できる」「既存の知識を活用して情報を分析し，患者に起こりうることを予測できる」などが例として考えられます。また，看護診断学習に，周術期の事例を用いるのであれば，具体的な学習内容は「胃がんの診断方法」「胃がんの外科的療法」「幽門側胃切除術後の生体反応・合併症」「幽門側胃切除術後患者への看護援助」などになります。

　これらの目標設定は，PBLなどの教育方法にかかわらず共通のものです。リストアップすることで，授業の目標や伝えなければならないことから外れることなくPBLの学習課題の作成に取りかかることができます。

(2) リストアップした内容を実際の文脈で考える

　リストアップした内容について，実際の事例にあてはめてみます。看護診断学習であれば，学生が臨地実習で経験しそうな場面を想起させるものがよいでしょう。さらに，学生がその場面を読んで，「これはどういう状況なのだろうか」「なぜこんなことが起きているんだろう」と疑問がわいてくる出来事のほうが，学生の興味関心を喚起し，学習意欲を高めることにつながります。たとえば，患者の回復状態が悪いような事例や，患者からの思いもよらない質問や，患者や家族の反応などの場面が考えられます。

　提示する学習課題についての情報は用紙1枚だけのときもあれば，複数枚のときもあります。これは，その学習課題の学習目標の設定によります。学生に学習してもらいたい学習目標や学習内容が多い場合は，複数枚に分けて情報を段階的に提供することもあります。

(3) 学生の思考のプロセスを想像する

　提示する情報を考える際には，教員はあらかじめ抽出を期待する内容

を整理しておくとよいでしょう。そして，情報を提示した際に，学生がどのような思考プロセスで，こちらが抽出を期待する内容にたどり着けるかを想像しておく必要があります。

たとえば，周術期事例を用いた看護診断の学習では，抽出を期待する内容として，術式，一般的な術後経過，合併症の種類と好発時期などを設定します。これに対して，提示する情報として，術後の患者が「もう水を飲んでいいって言われたけど，大丈夫なの」と質問している短い場面を提示したとしましょう。患者の質問から，期待する内容にたどり着くためには，自分が患者の受け持ちになったことを想像させ，患者に対して「飲んでよい」と答えられるかどうかを考えさせることから始められると理想的です。「飲んでいいような気がするけど」というような曖昧な様子であれば，その根拠は何か，そのことを患者に何と説明するのかを学生に尋ねてみましょう。そこから，そもそもどんな手術をしたのか，経口摂取開始日は手術の術式で違うのか，経口摂取可能であると判断する指標は何か，合併症発生の可能性はないのかなど，こちらが期待する内容にたどり着ける可能性があります。

もちろん，期待通りに学生が疑問をもちそれに向けた学習をしたり，グループでの議論が進んだりするとは限りません。しかし，教員が，学生の思考のプロセスを想像して，抽出を期待する内容を明確にしておくことは，議論の流れを一定の方向性に保つことを助けます。

2 チューター・ガイドを作成する

PBLを進めていくうえで，チューターの役割は大きく，学生の学習状況を把握しながら，議論を促進したり，議論の方向性を調整したり，学習方法や学び方について助言を与えるなどの役割を担います。

チューターには次の役割があるといわれています（鈴木編 2014を改変）。

- 学生たちが問題を広域な視点からみているかを確認する，あるいは

質問をする
- ポイントをおさえて，事例を簡潔にまとめるよう学生に質問することで，個々の学生の理解力・思考力を伸ばす
- あまり発言しない学生には，直接質問する
- 過剰に発言している学生に対しては，その行動を抑制するようなかかわりをする
- 指定の時間内に終了するように学生全員の意向を確認する
- 問題解決に必要な資源として，図書館の司書，提示した課題の領域の専門家や患者・対象者を適切に紹介する

　複数のグループで同じ授業を展開するときには，チューター間の情報共有やトレーニングを行う必要があります。チューター・ガイドは，授業の学習目標，スケジュール，評価方法やファシリテーションの方針，学習課題の説明，学習内容の解説など，詳細な内容を含むほうが望ましいでしょう。また，チューター・ガイドは，チューター間の教育に関するコンセンサスを得るためにも役立ちます。

4 PBLの効果を高める

1 PBLの学習環境を整備する

　多くの学生は，講義を聞いて問題を解く学習に慣れており，PBLのようなグループによる問題発見解決型の学習に戸惑いを感じます。PBLを行う際には，学生が議論を活発に行うことができる学習環境を整え，授業時間外に活用できる学習支援の情報を提供しておくことが重要です。
　まず，グループの学生が集まって，議論することができる場所を確保しなければなりません。学生全員が意見交換のために資料を広げることができる場所が必要となります。議論において出された意見をまとめたり，整理したりするために，ホワイトボード，付箋や模造紙を用意して

おくとよいでしょう。

　学習支援の情報提供としては，学習課題に関連する文献，論文，報告書などを紹介するだけでなく，文献を検索する方法も紹介します。人による支援体制に関する情報提供も重要です。学生が授業時間外の時間で，学習に困ったときに相談できるようオフィスアワーを明示しましょう。また，学生がある学習内容について，どうしても理解できず行き詰まったときには，チューターや科目担当教員でなく，その点に関して専門的示唆を与え，指導の役割を担うリソースパーソンに相談にいけるように道筋を準備しておきます。

❷ グループでの学習を促進する

　PBL では，グループの学生全員が主体的に参加し，各学生の考えを共有し，個人の考えを議論に反映させることが求められます。このような場合は，6名程度が適切であるといわれています。グループの編成は，無作為に組むこともあれば，学生の理解度にあわせて組むこともあります。どのようなグループ編成がよいかについては，授業の目的や PBL を通して学生に学んでほしいことにあわせて検討するとよいでしょう。

　また，グループごとに簡単な基本ルールを決めておくと学生が協力して学習を進めやすくなります。基本ルールの例としては，時間を厳守する，事前学習をする，ほかの学生の視点・価値観・考えを尊重する，などがあります。

　ここで注意しなければならないのは，グループで学習する際，学生は負担を分散させるために学習内容をいくつかに分けて，分担しようとしがちなことです。分担した学習内容を各自が持ち寄った場合，学習した知識をお互いに提供することができます。しかし，ある学生が学習してきた内容は，そのほかの学生にははじめて知る内容であるため，グループで議論する共通の土台となる知識がなく，結果としてそれぞれの学生

の学習を深めることができなくなる場合があります。PBLでは、**ジグソー法**などのほかの技法とは異なり、全員が同じことを学習してきたうえで議論できるよう導くことが一般的です。

3 振り返りと成果発表を実施する

　PBLでは、毎回の議論終了前に、グループ単位で振り返りを実施します。自分たちで設定した問題や解決方法は妥当であったのか、それ以外の解決方法は考えられなかったのか、さらに、議論がうまくいった点やうまくいかなかった点を共有し、今後の改善について議論します。このような振り返りを行うことが、学習内容に関する知識の習得を超えたスキルの習得につながります。

　また、1つの学習課題が終了するときに、最後にまとめや成果発表会を行うことがあります。グループ単位で到達できなかった学習部分があるときに、ほかのグループの成果を聞くことで、自分たちの不足していた学習内容に気づくことができます。また、学習課題の学習目標や学習内容について、まとめとして教員が学生に提示し説明することもあります。

4 学習目標に対して評価する

　PBLにおける学習目標は、一般的な学習内容の習得に加え、より広い概念の理解、批判的思考、コミュニケーションなどの**社会的スキル**、主体的に学習する態度の習得も学習目標として設定することができます。PBLの評価には、その目標がどの程度達成できたかを測定するための評価方法を決めておく必要があります。評価方法には、試験やレポートのほか、議論への積極的な姿勢などを評価するために、学生の**自己評価**、チューターによる他者評価、学生同士による**相互評価**などがあります。また、**ルーブリック**や、**ポートフォリオ**を評価に用いてもよいでしょう。

11章 探究学習に挑戦する

1 探究学習を理解する

1 探究学習とは何か

　探究学習とは，知識獲得のプロセスに学生が主体的に参加することによって，探究能力の獲得，科学的概念の構築，望ましい態度の形成を目指す学習です(降旗 1974)。つまり，自らテーマを設定し，情報を収集し，その情報を整理・分析し，最終的に自らの考えなどを論述する学習活動であり，そのようなプロセスを経て知識・能力・態度を構築していくことです。

　探究学習は，1960年代からアメリカでは inquiry learning として，昨今では IBL(Inquiry-Based Learning)という用語で普及してきました。

　日本においては 2008 年に中央教育審議会答申で，知識の「習得・活用・探究」という学習プロセスが示されました(中央教育審議会 2008)。このような答申が出された背景には，学校教育において**アクティブラーニング**を実践するにあたり，「習得」した知識・技術を「活用」しながら，文献や資料などの文章を読んで自らの考えをまとめる，観察や実験を行いその結果を報告するといった学習活動にとどまらず，さらに，習得した知識や技術をもとに自ら学習課題を設定し，その学習課題を「探究」するという学習活動も求めたことにあります。

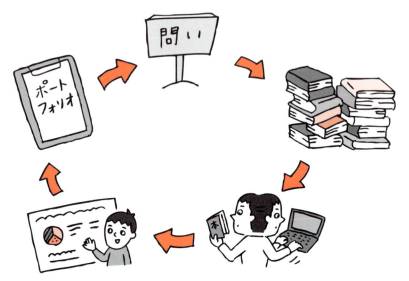

探究学習は学生自らが問いを立てて学んでいく

❷ 探究学習の意義を理解する

　探究学習には，さまざまな効果があることが諸外国の調査によっても明らかにされています。たとえば，**既有知識**♪から問いを立てる力，得られた情報を分析したり評価するなどの考える力，体験から感じとったことを表現したり，事実を適切に伝達する表現力など，さまざまな能力を獲得できます。その結果として，主体性が促進される，探究学習を経た後の学業成績が高まる，中途退学が減少し卒業率が高まる，キャリア意識が高まるといったことまで，さまざまな効果が確認されています（中井 2011）。

　また，探究学習では，知識に対する受動的な消費者という立場から能動的な生産者という立場に変わることから，知識を単に暗記するだけでなく知識を活用しながら体験的に身につけることができるようになります。

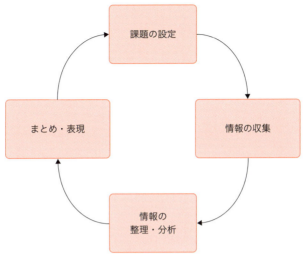

図 11-1　探究学習のプロセス

3 探究学習のプロセスを理解する

　探究学習のプロセスは，「課題の設定」「情報の収集」「情報の整理・分析」「まとめ・表現」という 4 つの段階に分けられます**(図 11-1)**（文部科学省 2013）。「課題の設定」とは「体験的な活動などを通じて課題意識をもつ」ことで，それが探究学習の入り口となります。「情報の収集」とは，必要な情報を集めることで，課題にまつわる情報を調べたり探したりする行為を指します。「情報の整理・分析」とは収集した情報を分類したり，判断したり，思考したりすることで，より新たな気づきや発見がもたらされます。そして，「まとめ・表現」とは，情報の整理・分析の結果や自らの思考などを，筋道を立てて整えて，表現することです。

　たとえば，「身近な人を健康にするための方法を考える」というテーマで考えてみましょう。これに対して，ある学生が「父親が禁煙するためにはどうしたらいいか」という課題を設定します（課題の設定）。次に，禁煙するための方法について，さまざまな文献から禁煙方法を調べ

り，実際に禁煙に成功した人から話を聞いたりします(情報の収集)。そして，さまざまな禁煙方法を効果，費用，本人のストレスなどの観点から比較します(情報の整理・分析)。最後に，比較した結果などをまとめ，発表したりレポートにまとめたりします(まとめ・表現)。

4 グループで進める場合

　探究学習はグループで協力的に進めることもできます。グループで探究学習を進める場合は，リーダーシップや協調性などの能力の育成も期待することができます。実際に，卒業研究を学生のグループで行う学校もあります。一方，個人で探究学習を進める場合は，探究学習に対する当事者意識や責任感を高めることができます。探究学習を通して学生にどのようなことを習得してほしいのか，その目的に応じて，グループか個人かを判断しましょう。

　また，担当する学生数も踏まえて検討する必要もあります。多人数の学生の探究活動を個別に支援したり個々に評価したりするのが現実的ではない場合は，グループによる活動にすることも考えましょう。

2　問いをつくる

1 学生の関心から始める

　探究学習では，適切な問いを設定することが何より重要です。学生が意欲をもって探究学習が進められるように，学生自身の日頃の関心や疑問から始めるとよいでしょう。

　授業で教わった内容でもっと調べたくなったこと，実習での経験で気になったことなどを，ノートやワークシートに思いつくままに書かせましょう。この時点では個々の内容を吟味するよりも，視野を広げるために数を増やすことを重視します。

知りたいことや気になることが浮かばない場合には，さまざまな方法で教員が支援する必要があります。1つは，授業の教科書，参考書，ノートなどを読み返す時間をとるという方法です。自分の学習を振り返ることで，気になることを探してもらいます。また，学生同士でペアをつくって話し合う機会をつくるのも有効な方法です。ほかの学生から質問されることで，自分の関心や疑問がはっきりすることはよくあります。それらの方法でも気になることがみつからない場合は，過去の学生の探究学習のテーマや教員が推奨するテーマの例を提示してもよいでしょう。

2 問いの形にする

　学生が気になることは，問いの形ではなく，たとえばチーム医療について調べたい，がん患者について調べたい，特別養護老人ホームについて調べたいなど，探究したい対象を表しているだけの場合が多いでしょう。その対象において何を明らかにしたいのかを学生に表現させることが大事です。

　まずは学生にノートやワークシートなどに，調べたいことがらを疑問文の形に変換させる時間をとりましょう。1つのキーワードから多数の問いがつくられるのが一般的です。たとえば，チーム医療について調べたいのであれば，「チーム医療とは何か」「いつからチーム医療が重視されるようになったのか」「チーム医療はどのように進められるのか」などの多数の問いが派生します。学生が問いの形で表現できない場合は，**表11-1** のような問いをつくるための観点の例を紹介するとよいでしょう。

3 問いの価値を検討する

　問いがつくられたら，それらの問いを探究するだけの価値があるかど

表11-1 問いをつくるための観点

問いかけ	問いの種類	「チーム医療」の場合の例
どういう意味	定義	チーム医療とは何か
		どのように定義されているか
いつ(から/まで)	時間	いつからチーム医療が重視されるようになったのか
		それまではチーム医療はなかったのか
どこで	空間	ほかの国ではチーム医療は推進されているのか
誰が	主体	誰がチーム医療を推進しているのか
いかにして	経緯	どのような過程でチーム医療が推進されているのか
どんなで	様態	チーム医療の現状と課題は何か
どうやって	方法	チーム医療はどのように進められるのか
なぜ	因果	チーム医療が推進される原因は何か
ほかではどうか	比較	地域や病院によってチーム医療に違いはあるのか
どうすべきか	当為	チーム医療の推進に向けて国は何をすべきなのか
		チーム医療の推進に向けて看護師は何をすべきなのか

戸田山(2002), p.121を参考に筆者作成

うかを検討します。

　価値のある問いかどうかを確かめるには、学生自身が先行研究の有無や研究内容について調べるのがよいでしょう。つまり、問いについてどこまで答えが明らかにされているのか、またどのような学習課題が残っているのかを整理させましょう。先行研究に触れることで、問いを探究する具体的な方法を理解することができたり、新たな重要な問いに気づくことができたりします。

　ただし、すでに先行研究で結論が出されている問いであっても、必ずしも問いを変更する必要はありません。研究者を目指すわけではない学生にとっては、学術的に貢献できるかどうかは大きな問題ではありません。授業として行う探究学習では、学術的に意義がある問いに取り組むよりも、自分が関心を抱いた問いに取り組むことに価値があると考えられるからです。

4 取り組む問いを明確にする

　取り組む問いを明確にしていく最終段階では，実行可能性を検討しましょう。この実行可能性を検討するうえでは，次のような観点から考慮します。第一に考慮すべきことは時間です。最終的な発表やレポート執筆までにどれだけの時間がとれるのかという観点です。学生が与えられた時間のなかで探究できる問いにする必要があります。

　第二に，探究学習に求められる能力という観点でも考慮が必要です。学生にとって馴染みのない複雑な統計の知識や高度な技能を必要とするような探究は避けたほうがよいでしょう。学生がすでに身につけている知識や技能を活用できる問いを選択しましょう。

　第三に，予算面でも無理がないかを検討しましょう。現地に何度も行く必要がある場合や現地までの距離が長い場合は，交通費や宿泊費などの経済的側面も無視できません。以上のような点に留意して，学生にとって実行可能な問いに導いていきます。

3 探究学習のプロセスを支援する

1 探究活動の計画を立てる

　取り組む問いを明確にしたら，問いに対してどのようにして答えを明らかにしていくのかを探究学習の計画として立てます。どのように情報を収集するのか，収集した情報をどのように整理・分析するのか，さらに結果をどのようにまとめて表現するのかといった学生のすべきことを明確にしていきます。

　計画を立てるとき，探究学習には大きく2つの型があることを学生に伝えるとよいでしょう。それは，仮説検証型と仮説生成型です。仮説検証型とは，問いに対する答えをあらかじめ予測し，その予測が正しいかどうかを確かめるアプローチです。参考になる先行研究が多い場合は，

このアプローチがとりやすくなります。一方，仮説生成型は問いに対する答えを準備せずに，探究学習によって新たな仮説を生み出すアプローチです。参考になる先行研究があまりない未開拓な領域では，このアプローチをとります。学生が取り組みやすい探究学習は，参考となる先行研究のある仮説検証型かもしれませんが，この2つのどちらを行うのかを選択させましょう。

2 探究学習に求められる姿勢を伝える

　探究学習を行う際には倫理的な姿勢を身につける必要があります。根拠に基づいて事実を述べる，自分の意見と他人の意見を区別する，関係者の了解を得てからデータを使用する，個人が特定されないように匿名性を確保するなどです。このような姿勢は**知的誠実性**と呼ばれます。また，人を対象にする探究学習の計画は，実行に移す前に有識者をメンバーとする倫理審査委員会の承認が必要な場合があります。

　一方，学問的に不誠実な行為があります。剽窃，捏造，偽造などは代表的な例です。そのような行為は教育機関において許されないことを学生に理解させましょう。

3 活動の進捗状況を確認する

　学生が計画を作成し，計画に沿って情報の収集・整理・分析の活動に入ったら，教員は学生の進捗状況を把握しましょう。そのためには，授業のなかで学生の中間報告の時間を取り入れるとよいでしょう。また，授業時間外などの**オフィスアワー**などで個別に質問するように促しましょう。

　ただし，学生の質問や悩みに対して答えを直接に与えたほうがよいかどうかは慎重に検討しましょう。過度に教員主導で学生の探究学習が進められると，学生の主体性が失われてしまいます。探究学習を進めるう

えでのヒント，学生が気づいていない側面の指摘，役立つような書籍などの紹介など，学生の状況にあわせて主体的な学習が深まるように支援しましょう。

4 探究学習の成果を共有する

◼1 全員に発表の機会を与える

　学生が長い時間を費やした探究学習の成果を発表する機会を与えることは重要です。しかし，授業時間のなかで探究学習の成果を発表させるには工夫が必要です。

　受講生の数が多い場合は，それぞれの学生に発表させたいと考えたとしても，発表の時間が十分にとれないという問題があります。そこで，複数の学生が同時に発表する形式をとると，短時間でプレゼンテーションを行うことができます。その1つが**ポスターセッション**です。模造紙1枚に成果をまとめ，教室の壁に貼り付けます。教室の前でクラス全員に向かって発表するよりも，学生はそれほど緊張せずにプレゼンテーションができます。受講生をいくつかのグループに分けて，発表者と聴衆を順に変えていくとよいでしょう。

◼2 フィードバックの機会をつくる

　探究学習の成果に対しては，**フィードバック**の機会をつくりましょう。授業のなかに学生同士でお互いにコメントする時間をつくるとよいでしょう。フィードバックをもらうことで，学生自身の探究学習の特徴と課題を明確にすることができます。

　また，クラスの外からもフィードバックをもらう機会をつくってもよいでしょう。たとえば，特定の病院や地域の問題の解決を目指した探究学習を行った場合には，学生が発表する授業時間に，病院関係者や地域

住民などに入ってもらってもよいでしょう。あるいは，担当教員以外の教員やほかのクラスの学生などを招いてもよいかもしれません。

❸ 探究学習を振り返る

　ほかのアクティブラーニングと同様に，探究学習においても振り返りの時間は重要です。自分が設定した問いに満足する形で答えが出せたのかどうかという観点で振り返りましょう。うまくいったこととうまくいかなかったことを明らかにさせましょう。

　探究学習を振り返ると，学生はうまくいかなかったことが多いことに気づくでしょう。しかし，それは当然といえます。探究は大学教員などの専門家にとっても本質的に難しい活動だからです。知識の生成のプロセスとその難しさを実感するだけだったとしても，学生にとっては意義のある活動だといえます。課題面のみを強調するのではなく，学生自身が探究活動にどのような意味があったのかを実感できるよう教員が働きかけることも必要です。

　探究学習そのものを学生が楽しいと思えたかどうかという観点で振り返ることも重要です。それは学生に探究学習を取り組ませる目的の1つになるからです。自分で問いを設定して自らの力で探究する活動そのものに対する学生の思いを確認しましょう。

❹ 探究学習の成果を公開する

　探究学習の成果を公開することも検討しましょう。学生の論文を集めて論文集を発行するという方法はよく使われます。論文集の作成作業は学生が担当することもできるでしょう。より広く公開する方法としては，ウェブサイトでの論文の公開があります。ただし，探究学習の成果を広く公開する際には，学生の論文のなかに剽窃や不正，もしくは特定の人物に対して不快感を与える内容などが含まれていないかを十分注意

する必要があります。万一，外部者から指摘があれば，謝罪とともに該当論文を削除するなど，適切に対応しなければなりません。この点に関しては，日々の授業のなかで探究学習をするうえでの姿勢をきちんと理解させておくことが求められます。

　探究学習の成果を公開するとすれば，その一方でさまざまな効果も期待できます。学生に対しては一定の責任感を与えることができます。自分の名前で広く公開されることがわかると，できるだけ質の高い内容にまとめようという心理が働きます。また，公開された探究学習の成果は，次年度以降の学生にとっては身近で具体的なモデルとなるでしょう。

付録　授業に役立つ資料

1　個人での活動を中心に展開する授業の学習指導案の例

科目名：看護学概論
授業回：第7回
テーマ：看護職の資格と養成にかかわる制度
学習目標：①保健師助産師看護師法における看護職の定義と業務を説明できる
　　　　　②わが国における看護職の免許制度(取得，処分など)について説明できる
　　　　　③ICNの看護師や看護定義とわが国の制度を関連づけて理解できる
準備物：ワークシート，事後テスト，ミニッツペーパー
事前課題：保健師助産師看護師法，医師法，歯科医師法全文を確認できるよう，「電子政府の総合窓口 e-Gov」ですぐに表示できるよう準備してくる，または，資料を準備する
その他：学籍番号を使って座席を指定しておく

時間	方法	内容	留意点
7分	講義法	【導入】 1. 前回の授業内容を振り返り，いくつかのミニッツペーパーの内容を紹介しコメントしながら要点を確認する 2. ミニッツペーパーの質問に答える 3. 今日の授業目標を説明する 4. 今日の授業の進め方を説明する 5. 事前課題の取り組み状況を確認する	
20分	個人ワーク	【展開1】看護職の定義と業務 1. 情報端末または持参した資料を用いて保助看法を開き，看護職それぞれの定義と業務を調べたうえでワークシートに記入させる	・机間巡視し，質問に答える ・医師法，歯科医師法の当該箇所も確認するよう促す
5分	ペアワーク	2. 隣の学生とお互いに取り組みの結果を確認し，追加や訂正をさせる	教室内を回り，話し合いが進まないペアには支援する

10分	講義法	【展開2】ICNの看護師や看護の定義との関連 1. 個人・ペアワークの結果，学生が疑問に感じることが出てきたかどうか確認し，あれば，それに答える 2. ICNの看護師・看護の定義を示しながら，わが国の制度を関連づけて説明する	
25分 5分	個人ワーク ペアワーク	【展開3】看護職の免許制度 1. 保助看法から，免許の取得方法(試験と受験資格)，処分，罰則について調べ，ワークシートに書き出させる 2. 隣の学生とお互いに取り組みの結果を確認し，追加や訂正をさせる	・机間巡視し，質問に答える ・教室内を回り，話し合いが進まないペアには支援する
3分 15分	講義法 事後テスト	【まとめ】 1. 個人・ペアワークの質問を確認し，質問に答える 2. 事後テストを実施する(8分) 3. 解答例を配付し，自己採点させる 4. 学習目標を提示しながら学習内容を振り返り，テストで間違った箇所の確認を事後課題とする 5. ミニッツペーパーに記入させる	

2 グループ学習を中心に展開する授業の学習指導案の例

科目名：母性看護学概論
授業回：第8回
テーマ：人間の性―セクシュアリティってなに？
学習目標：①セクシュアリティの概念について説明できる
　　　　　②性の分化の仕組みを説明できる
　　　　　③性の多様性について説明できる
　　　　　④人間の性行動に関する現代の特徴を説明できる
準備物：投影スライド資料，配付用スライド資料，ミニッツペーパー
事前課題：新聞やインターネットを使って，セクシュアリティに関して社会で話題になっていることを調べて授業に持参する
その他：授業開始時に4名1グループになるよう，くじ引きで座席を指定しておく

時間	方法	内容	留意点
7分	講義法	【導入】前回の授業の振り返りと今回の学習目標の説明 1. 前回の授業のポイントを振り返り，ミニッツペーパーに記載されていた質問に答える 2. 今回の学習目標を説明し，看護実践にどのように関連するのかを説明する 3. 準備状況を確認し，今日の授業の進め方を説明する	具体的な場面を挙げ，イメージしやすいよう説明する
25分	講義法	【展開1】セクシュアリティの概念 1. 全米性情報・性教育会議の定義を紹介する 2. 人間の性の特質を説明する 3. セクシュアリティの4つの側面を説明する 4. 性の分化を説明する 5. ジェンダーアイデンティティの形成を説明する	
35分	グループワーク	【展開2】セクシュアリティに関するわが国の現状 1. グループワークの進め方を説明する 2. 学生は各自が調べてきた内容を発表し，それらに対する各自の考えや感じたことを話し合う	・セクシュアリティに対するグループメンバーのさまざまな感じ方や考えを知ると

		3. 4〜5グループに話し合った内容を発表してもらう 4. グループで話し合った感想や，ほかのグループの話し合いの結果を聞いて感じたことなどを何名かの学生に発表してもらう	いう姿勢で話し合えるよう説明する ・性の多様性の理解もできるようにする
10分	講義法	【展開3】性の多様性 1. LGBT/LGBTQについて確認する 2. セクシュアリティに対する我々の価値観や規範意識，感情などの多様性の尊重について説明する	発表された内容に関連づけながら解説するようにする
5分	グループワーク	【展開4】人間のセクシュアリティと看護 セクシュアリティに対してどのように看護するかを話し合う	看護の受益者のセクシュアリティへの看護のあり方が話し合えるよう促す
8分	講義法	【まとめ】 1. 学習目標を再提示しながら今回の授業内容を振り返る 2. 質問に答える 3. ミニッツペーパーに記入させる	

3 ジグソー法を用いた授業の学習指導案の例

科目名：看護学概論
授業回：第4回
テーマ：看護の対象〜ニードをもつ存在としての人間〜
学習目標：①マズローの欲求段階説に基づいて人間のニードを説明できる
　　　　　②人間のニードに対する看護について言及している看護理論家を挙げることができる
　　　　　③看護理論家がそれぞれ，ニードをもつ存在としての人間を対象とした看護をどのように定義しているか説明できる
準備物：ワークシート，ミニッツペーパー，グループに分けるためのくじ，担当する箇所を決めるためのくじ
事前学習：教科書 pp. 13-25「看護理論家にみる看護の定義」を読んでくる
その他：授業開始時にくじ引きをして5人1組のグループに分け，座席を指定しておく

時間	方法	内容	留意点
10分	講義法	【導入】前回授業の振り返りと今回の学習目標の説明 1. 前回の授業のポイントを振り返り，ミニッツペーパーの質問に回答する 2. 今回の学習目標を説明する 3. 今回の進め方を説明する 4. くじでメンバーの「番号」を決定する	前回の授業と今回の授業の関連性に留意して説明する
5分	講義法	【展開1】ニードをもつ存在としての人間 看護の対象として人間をどのような存在としてとらえるかを概説する	5つの側面を挙げ，その1側面であるニードに焦点を当てることを説明
35分	ジグソー法	【展開2】マズローの欲求段階説 マズローが欲求段階をどのように定義しているかを理解する 1. くじの「番号」の担当箇所を発表する 2. 担当の段階を読んで，定義をワークシートに書き込み，その段階の欲求の例を1つ以上挙げさせる（10分） 3. 担当した段階の定義についてグループ内で発表させる（15分） 4. ほかの学生の発表内容についてお互い	・取り組み時間に説明や予備の時間5分を加える ・教室内を回り，質問に答える ・教室内を回り，グループ内での発表や相互質問が順調に行われているか

		に質問する（5分）	を確認し，必要に応じて支援する
30分	ジグソー法	【展開3】ニードに対する看護 1. 質問がないかを確認し，あれば，その質問に答える 2. ニードに対する看護について説明している看護理論家を挙げる 3. くじの「番号」と担当の理論家を発表する 4. 教科書巻末の資料1を用いて，担当する理論家の看護概念について，ワークシートにまとめさせる 5. 各自が調べた内容を発表し，ワークシートを完成させる 6. ほかの学生の発表内容に対して，わからないところを質問する	ヘンダーソン，ウィーデンバッグ，オレムを分担する ・教室内を回り，質問に答える ・教室内を回り，グループ内での発表や相互質問が順調に行われているかを確認し，必要に応じて支援する
10分	講義法	【まとめ】 1. 各看護理論家の看護概念について質問があるかどうかを確認する 2. マズローの欲求段階説と各理論家の看護概念を関連づけながら全体を振り返る 3. 学習目標を再度提示しながら，全体を通しての質問に答える 4. ミニッツペーパーに記入させる	

4　TBLのRATと応用課題の例

RAT

【気管支喘息のある子どもと家族の看護】で使用
1. 小児期における呼吸器の解剖生理の特徴に関する正しい記述はどれか。
   A. 新生児は肺胞が大きい
   B. 乳幼児期は咽頭が筒状である
   C. 乳幼児期は肋骨の走行が平行である
   D. 学童期は腹式呼吸が主である

2. 気管支喘息の中発作で来院した子どもで，肺炎が起こっていない場合，聴診される副雑音はどれか。
   A. 笛声音
   B. 吸気性喘鳴
   C. 水泡音
   D. 捻髪音

【川崎病のある子どもと家族の看護】で使用
1. 川崎病が疑われる子どもが外来受診した。認められる可能性のある症状はどれか。
   A. 下腿を中心とした浮腫
   B. 水疱状の発疹
   C. 膜様落屑
   D. 頸部の痛み

2. 発症初期の川崎病の子どもで重要となる検査はどれか。
   A. 心臓カテーテル検査
   B. 脳波検査
   C. 心エコー検査
   D. 経皮的動脈血酸素飽和度測定

【出血傾向のある子どもと家族の看護】で使用
1. 血液の凝固・線溶系に関する記述で正しいものはどれか。
   A. トロンビンは血栓を溶解する
   B. フィブリンは一次血栓を形成する
   C. プラスミンはフィブリノゲンからつくられる
   D. 損傷を受けた血管内皮に血小板が付着する

2. 播種性血管内凝固（DIC）に関する記述で正しいものはどれか。
   A. フィブリノゲン分解産物（FDP）値の減少
   B. 血漿フィブリノゲン濃度の低下
   C. プロトロンビン時間の短縮
   D. 血小板数の増加

3. ビタミンKに関する記述で正しいものはどれか。
   A. 水溶性ビタミンである
   B. 一次止血に直接関与する
   C. 胆汁と膵液の存在下で小腸から吸収される
   D. 母乳栄養の子どもではみられない

【ファロー四徴症の子どもと家族の看護】で使用
1. 手術前のファロー四徴症の子どもの特徴に関する記述で正しいのはどれか。
   A. 肺血流量増加
   B. 右→左短絡
   C. 大動脈から肺動脈への短絡
   D. 大静脈から還流する血液量の増加

2. 手術前のファロー四徴症の子どもに認められる可能性の高い血液検査結果は次のうちどれか。
   A. ヘマトクリット値の低下
   B. 還元ヘモグロビン値の低下
   C. 赤血球数の上昇
   D. 血小板数の上昇

3. ファロー四徴症の子どもに行われる姑息手術の目的で適切なのは以下のうちどれか。
   A. 右心不全の解除
   B. 肺血流量の増加
   C. 右室流出路の狭窄解除
   D. VSDの閉鎖

応用課題

【気管支喘息のある子どもと家族の看護】
　RATで喘息発作の分類を確認したうえで，応用問題で特徴的に認められる症状の知識を活用し，子どものどのような身体状況から，発作の程度をとらえることができるかを確認します。この問題では，実際の場面を想定し，選択肢を設定しています。

　みそらちゃん（10歳，小学5年生，女の子）。3歳で気管支喘息と診断されました。普段は，抗アレルギー薬の内服と副腎ステロイドの吸入をしています。みそらちゃんは，小学3年生までは年に数回，入院治療が必要なほど中発作を起こしていましたが，その後は，外来通院で症状がコントロールできており，入院することはなく過ごしていました。しかし，小学5年生の学校行事で行った林間学校の途中に中発作を起こし，母親に迎えにきてもらい，救急外来を受診しました。アレルゲンはハウスダストです。

【問】　救急外来受診時のみそらちゃんの状態で考えられるのはどれか？
　　A．聴診することで喘鳴が聴取できる
　　B．日常会話は普通にできる
　　C．呼気の延長はない
　　D．すぐに椅子に座ろうとする

5　PBL の授業スケジュールの例

	学習の方向性	提示/配付教材
10月10日	**授業ガイダンス** □授業スケジュールおよび PBL チュートリアル学習の学び方を解説 提示教材1(事例シート)を学生に配付し，事例シートに記載されている内容を読んで学習したことを自己学習ノートにまとめるように説明する	提示教材1 (紙面で配付)
10月17日	**第1回チュートリアル** □自己学習してきたことを入口に事例の看護診断を学ぶ。初回のセッションでは，3回のチュートリアルで看護診断を導けるよう，学習のスケジュールも立案する □担当チューターの参加するチュートリアル(小グループ)で学ぶ □振り返り チュートリアル終了時には学習参加態度や学習への取り組みを振り返る	提示教材3，4，5 (授業時間後にウェブ上に掲載，ただしチューターが紙面で配付も可能)
10月24日	**第2回チュートリアル** □グループごとに，看護アセスメント，全体像を描く統合から看護問題の抽出，そして看護の方向性を考える。セッションごとに公開する患者情報は決めておくが，グループの議論の進み具合によっては，提示教材2，6，7をチューターの判断で示す □担当チューターの参加するチュートリアル(小グループ)で学ぶ □振り返り	・提示教材2 (タブレットにて視聴またはウェブ上に掲載) ・提示教材6，7 (授業時間終了後に Web 上に掲載，ただしチューターが紙面で配付も可能)
10月31日	**第3回チュートリアル** □患者情報，アセスメント，全体像，看護問題，看護の方向性をグループで検討する □担当チューターの参加するチュートリアル(小グループ)で学ぶ □振り返り □グループレポートの提出：11月2日16時まで グループごとに学習した内容(患者情報，アセスメント，全体像，看護問題，看護の方向性)を整理したものを提出する	
11月7日	**まとめ** □グループごとに提出した学習内容を用いて発表と解説をする □個人レポートの提出：11月30日12時まで 授業内容を参考に，個人で学習した内容(患者情報，アセスメント，全体像，看護問題，看護の方向性，看護問題ごとの看護計画)を提出する	提出されたグループレポートはウェブ上で閲覧可

6 PBL で使用する教材の例

課題作成者（連絡先）	○○○子（○○棟○階 1001 研究室　aaaa-bbb@ccc.ac.jp）
事例名	しっかり歩かなくては
テーマ	大腸がんの術後回復期にある患者の看護
学習の概要	消化器疾患の術後回復期にある患者の看護について，既習の知識を活用しながらゴードンの 11 パターンの枠組みを用いてアセスメント，アセスメントの統合，看護問題の抽出，看護問題に対する解決目標と看護計画の立案という一連のプロセスを学ぶ
学習目標	1. 患者の病態や治療に関する学習方法を説明できる
	2. 既習の知識を活用して情報を分析できる
	3. 情報を分析することで，患者に予測されることを考えられる
	4. 患者の全体像（sequence of events）を表現できる
	5. アセスメントに基づき看護問題を抽出し，適切な表現で記述できる
	6. 看護問題の優先度を考えられる
	7. 看護介入の方向性を考えられる
	8. 患者の健康回復に働きかける看護計画を立案できる
提示教材 1（ガイダンス時に配付）	優子さんは 54 歳の女性です。大腸がんと診断されて直腸の手術を受けました。今日は手術後 2 日目になります。昨日はベッドサイドに立とうとしたのですが「めまい」を感じて歩くことはできませんでした。めまいの原因は鎮痛剤の影響かもしれないと説明がありました。手術後はしっかり歩かないと腸の動きが悪くなると聞いているので，今日は病棟の中を頑張って歩きたいと思っています。

＊提示教材 3〜7 は e-Learning 上で公開，ただしチューターの采配でチュートリアル場面での配付や閲覧も可能

提示教材 2（15 分の動画）	看護師と患者の会話場面で，入院前の生活の様子，病気発覚時や術後の現在の気持ち，家族との関係，家族への思いを語っている
提示教材 3	患者基礎情報が記載された看護記録
提示教材 4	血液検査の結果（術後 3 日目まで）
提示教材 5	入院時から術後 3 日目までの観察記録（バイタルサイン，水分バランス，症状など）
提示教材 6	医師の記載した治療内容や処置，および看護師が観察した事項を記載した記録
提示教材 7	大腸がん手術を受けた方に配付されるクリニカルパス

7　アイスブレイクの技法：3つ選んで自己紹介

【解説】
　用意された複数のテーマから3つを選び，そのテーマをもとに自己紹介を行う手法。
　学生が自己紹介で何を話せばよいか困らないように，教員があらかじめ15個のテーマを設定する。4〜6名のグループに分け，3×5マスの表に書かれた15個のテーマが記されたシートを配付する。学生はそのなかから，自分が自己紹介で話しやすいテーマを3つ選び，丸で囲む。グループのメンバーに自分が選んだ3つのテーマがみえるようにシートを示しながら，3つについて1人1分で自己紹介する。テーマの1つに「フリー」を設けておけば，自由に話したい学生にも配慮できる。テーマがすでに決まっているので学生同士の共通点をみつけやすいのが特徴である。

【使用するシートの例】

頑張ったこと	目指す看護師像	アルバイト	嫌いな食べ物	家族
好きな授業	地元自慢	学生生活	行きたい国	好きな本
趣味	好きな映画	高校時代	憧れの人	フリー

8 アイスブレイクの技法:アタック25

【解説】
　学生がお互いに質問をするなかで交流を深める手法。
　25個の質問が書かれた紙,回答スペース,署名欄が書かれた用紙を配付する。教員の合図のもと,学生は用紙をもちながらほかの学生に質問をしていき,用紙を埋めていく。25個の質問をそれぞれ違う人にする,1名に対して質問は1個限り,上から順に埋めていくというルールを明確にしておくことが重要。誰か1人が25名に質問し,すべての回答欄を埋めるのを待つか,あらかじめ制限時間を設けておくとよい。終了したら,名前を出されて困る学生がいないか確認したうえで,一番に完成させた学生に,25個の質問と答えをすべて披露してもらう。

【使用する用紙の例】　　　　　　　　　　　　氏名＿＿＿＿＿＿＿＿＿＿

	氏名	質問	回答
1		出身地	
2		好きな映画	
3		昨日の晩御飯	
4		趣味	
5		高校時代に熱中したこと	
6		ニックネーム	
7		好きな本	
8		学生生活を1文字で表すと	
9		好きな有名人	
10		自分の強みは	
11		看護師を志望した理由	
12		目指したい看護師像	
13		克服したい自分の弱み	
14		最近,一番うれしかったこと	
15		今,不安に思っていること	
16		これまで一番面白かった授業	
17		5年後の自分	
18		行ってみたい場所	
19		将来の夢	
20		学生時代に身につけるべき能力は	
21		好きな学習方法	
22		この授業を受講する理由	
23		授業で迷惑だと感じる行動	
24		この授業で身につけたい能力	
25		この授業に期待すること	

9　用語集

BRD（当日レポート方式）
レポートを書くことを目的として授業を進める技法。Brief Report of the Day の略称。教員は最初にレポートのテーマを発表し，学生は一定時間教科書などを参照してレポートの構想を考える。その後ほかの学生の構想を聞いたり，教員の講義を聞いたりする時間をとる。そして最後にレポートを書く時間を与える。学生の集中力が増し，私語が減るといった効果がある。ただし説明時間が短くなるという課題がある。

EQトーク
講義内容について議論する技法。講義中は，配付資料やノートに「重要だと感じた点」「驚きを感じた点」「覚えておきたいと思った点」などに「！」マークを，「疑問に感じた点」「反論したい点」「もっと知りたいと思った点」に「？」を書き入れることを指示する。議論の時間では「！」や「？」がついているところについて意見交換することを通して，講義内容に対する理解を深める。

LTD話し合い学習法
予習と構造化された議論によって成り立つ話し合いの技法。学生が学習課題について予習していることを前提として，「言葉の定義の理解」「筆者の主張の理解」「筆者の主張の理由や根拠の理解」「教材の内容と既知の知識の関連づけ」「教材内容と自己との関連づけ」「教材に対する建設的な批判」「話し合いの振り返り」という流れで議論を進める。学習課題に対する丁寧な理解や思考スキルの獲得，コミュニケーションスキルの獲得などに効果がある。

SNS
コミュニティをつくり，コミュニケーションを取り合うサービス。Social Networking Service の略。Web サイトやスマートフォンのアプリなどで利用することができる。代表的なものとして，Facebook，Twitter，Instagram，LINE がある。

Youはなぜここに？
さまざまな受講理由を挙げ，学生の学習意欲を高める技法。学生は3分間で受講理由として思いつくものをできる限り多く紙に書く（理由の内容ではなく，数の多さが重要であると伝えておく）。4名グループになり，それぞれが挙げた理由を話し合う。すでにほかのグループが発表した理由を出してはならないというルールにして，各グループが順番に理由を1つずつ発表し，2〜3周する。

3つ選んで自己紹介
用意された15のテーマから自分が話しやすいものを3つ選び，そのテーマをもとに自己紹介を行うアイスブレイクの手法。テーマの1つに「フリー」を設けておけば，自由に話したい学生にも配慮できる。テーマがすでに決まっているので学生同士の共通点をみつけやすい。

アイスブレイク
初回の授業や研修の冒頭で行う簡単なゲームやクイズ，運動などの活動。参加者の不安や緊張を氷にたとえ，その氷をくだくという意味が語源。場をなごやかに

し，参加者の積極的なコミュニケーションを促す効果がある。毎回の授業のはじめにミニアイスブレイクを行うのも効果的である。

アクティブラーニング
教授者による一方向的な講義形式の教育とは異なり，学習者の能動的な学習への参加を取り入れた教授・学習法の総称。問題解決学習，ディスカッション，グループワーク，プレゼンテーションなどを含む。

アタック25
学生がお互いに質問をするなかで交流を深めるアイスブレイクの手法。25個の質問と回答，署名欄が設けられた用紙を配付し，教員の合図のもと，学生は用紙をもちながらクラスメイトに質問をしていき，25個の回答と署名欄を埋めていく。25個の質問をそれぞれ違う人にする，1名に対して質問は1個限り，上から順に埋めていくというルール。誰か1人が25個の欄をすべて埋めるのを待つか，あらかじめ制限時間を設けておく。終了したら，一番に完成させた学生に，25個の質問と答えを披露してもらう。

アナリティックチーム
それぞれの学生が分析的思考方法にかかわる役割を担当し，1つの学習課題にグループで取り組む技法。グループ活動に対して，メンバーの平等な参加を促すことができる。教員は学習課題や必要な教材を示すと同時に，学生を4～5名のグループにし，グループのメンバー1人ひとりに，要約，関連づけ，提案，批判といった役割を与えたり，複数の観点を提示しそれぞれの観点で分析するように指示したりする。あるいは，グループのメンバーそれぞれに，1つのテーマに沿った別々の課題や教材を与える。各自の分析をグループ内で文書または口頭で報告し，それらを1つに統合して，グループごとに口頭発表や，パネル，ポスターなどの展示発表を行う。

一斉学習
1人の教員の指導のもと，教室にいる全員が同じ内容を同時に学習する形態。知識の効率的な伝達には適しているが，学習者が受け身になりやすい。教員の説明を中心とした指導だけでなく，学習者の関心や意欲を高める工夫が必要となる。

絵合わせ
1人1枚ずつランダムに配ったカードをもとに，ある規則に従って自分と同じグループのメンバーをみつける手法。写真や絵葉書などをあらかじめ複数のピースに切って混ぜておき，1枚ずつ学生に裏面のままとってもらう。全員がとり終えるまで表面を見ないよう指示し，合図とともにピースを確認させる。もとの形を復元できるように仲間を探してグループを組む。ピースのかわりにトランプを使用して，同じマークや数字の仲間を探すこともできる。

オフィスアワー
授業内容などに関する学生の質問や相談に応じるための時間として，教員があらかじめ示す特定の時間帯。この時間帯であれば，学生は予約することなく教員を訪ねることができる。欧米の大学で始められたといわれるが，日本の教育機関でも導入され，シラバスなどにオフィスアワーを記載している。

外化
学習者の思考を観察可能な形で外に表現すること。書く，話す，発表するなどの活動を通じて，理解した事柄や考えた内容を表現することが例として挙げられる。

学習管理システム
受講者の登録，学習履歴の管理，学習の進捗管理，教材の配信を統合的に行うシステム。LMS（Learning Management System）とも呼ばれ，多くの大学で導入されている。e-Learning だけでなく，対面での授業を補完する手段としても用いられる。

学士力
2008 年に中央教育審議会が提示した，学士課程教育で共通して目指す学習成果の参考指針。知識・理解，汎用的技能，態度・志向性，統合的な学習経験と創造的思考力の 4 つの分野からなる。汎用的技能としては，コミュニケーションスキル，数量的スキル，情報リテラシー，論理的思考力，問題解決力の 5 項目が挙げられている。

学生授業
特定テーマについて学生に授業をさせる技法。教えることを通じて学ぶ。テーマは教員が列挙したものから学生に選ばせるが，学生自身に考えさせる場合もある。「ほかの学生の意欲を引き出すこと」といったルールや評価基準をつくることで，それぞれの学生グループが工夫をする。学生による授業を 60 分までとし，残り 30 分は発表者以外の学生および教員からのフィードバックに当てるようにするとよい。

課題整理
学生の意見を活用しながら，授業の目標や内容を学生に深く理解させるためのアイスブレイクの手法。学生はペアまたは小グループになって授業で扱うべき問題（トピック，疑問，情報など）を考え，それぞれの意見を発表する。その後，学生の意見を活用しながら，教員が授業の目標と内容を説明する。学生の意見のなかに内容として適切なものがあれば，授業内容に追加する。

関与
学生の学びへのかかわりや参加度，学習時間などの量的な側面と学生の学習意欲，学習への取り組み方などの質的な側面を含む概念。エンゲージメントともいわれる。

キーワード・レポート
授業時間内に段階的にレポートを書かせる技法。教員が提示したテーマについて，思いつくキーワードを個人で挙げさせる。このとき付箋に書かせるなどして，1 枚 1 点と点数化し評価に加味すると，より多くのキーワードが出る。それらのキーワードを分類し，並べ替えをさせることで全体が構造化され，レポートの土台ができる。その後，挙がったキーワードすべてを使ってレポートを書くように指示する。満足なレポートが書けない学生が多い場合に有効である。

既有知識
これまでの学習を通してすでにもっている知識。人は新しい知識や概念を学習す

る場合，それらの知識や概念について何も知らない状態で学習するわけではない。これまでの学習や経験を通して，一定程度の知識をもっており，その知識と新しい知識とを関連づけることで，理解を促進させる。

教育目標の分類
授業設計と評価の指針となるように明確な教育目標を設定するための枠組み。大学の試験問題の分類をもとに，教育目標を認知的領域，情意的領域，精神運動的領域の3領域に分類したブルームの教育目標の分類が最も用いられている。

協同学習
学習者が小集団となり協力して学習課題に取り組むことで，お互いの学習効果を最大限に高めようとする学習形態。単にグループに分けて学習させるだけではなく，集団内の互恵的な相互依存関係をもとに学習を行う点に特徴がある。

クイズ形式授業
講義の合間にクイズを取り入れる技法。正誤問題や多肢選択式問題を用意し，学生全員に回答させる。学生の集中力を維持し，記憶力を高める効果がある。意外な正解をもつ問題を用意すると，学生の反応はよくなる。また，手を挙げるのではなく，正答を記した紙やボードを挙げる方式にすると回答率が上がる。クリッカーを活用した事例もある。

クリッカー
双方向型の授業を行うための授業支援ツール。授業応答システムとも呼ばれる。教員の提示したクイズやアンケートに，学生1人ひとりが専用のリモコンをもって回答する。回答の集計結果がすぐにスクリーンに提示されるため，教員は学生の理解度などを瞬時に把握することができる。

グループ学習
共通する目的の達成を目指すとともに，メンバーがお互いに影響を及ぼし合うことを期待する小集団での学習形態。学生の思考の拡大と深化を期待できるだけでなく，学生の学習に対する積極的な姿勢をつくりだすことができる。また，コミュニケーション能力や協調性などの育成も期待できる。

グループ・グラウンド・ルール
グループでの話し合いをもとに，グループ活動のルールを決める手法。学生を4～6名のグループに分け，そのうちの1人を記録係とする。学生は，「どんな行動がグループのために役に立つか」「どんな行動が役に立たないか」について，それぞれ順番に発表する。記録係は「役に立つ」「役に立たない」の2つの欄がある紙に，メンバーが発表したそれぞれの行動を記録していく。記録をもとに，グループ活動のための基本ルールのリストを作成する。

ケースメソッド
現場が抱える問題を含んだ現実的なシナリオ（ケース）をもとに解決策を議論する技法。ケースは映像を用いる場合もある。問題の把握，分析，解決スキルの向上が期待できる。教員は議論のファシリテーターとして，何が原因と考えられるか，考えられる仮説を検証するためにどうしたらよいか，どんな結論や助言が与えられるか，などについて問いかける。分析結果はまとめて発表させ，教員から

フィードバックする。過去の事例については実際の原因や結論がどうであったかを説明する。

検索経験
頭のなかに記憶している知識を想起する，つまり思い出すこと。学習者の知識の記憶を促すうえで効果的。検索練習ともいわれる。

講義法
教員が説明することで知識を伝達する方法。明治時代に日本の学校教育に導入され，現在でも多くの学校で活用されている。多人数の学習者に多くの知識を効率的に伝えることができるという特徴がある。アクティブラーニングは，講義法と対照的に使用される。

コーネル式ノートテイキング
アメリカのコーネル大学の学生向けに学習効果を高めるために考案されたノート作成の方法。1頁を，ノートテイキング欄，キュー欄，要約欄の3つの部分に分けてノートを作成する。復習だけでなく，学習内容を整理するのにも役に立つ。初年次教育の多くの授業で，優れたノートのとり方の例として紹介されている。

個別学習
1人ひとりの能力や適性，興味・関心，自発性を重視して学習目標の達成を目指す学習形態。自らが抱く疑問に対して深く調べたり，自分にあった進度で学習することができる。

コラボレイティブ・ライティング
複数の学生で1つの原稿を書き上げる技法。レジュメ，レポート，雑誌，論文など制作物はさまざまだが，個人ではやり遂げることが困難な学習課題に適している。ただし，分担してつくられた制作物は全体としての統一感を失うことが多く，学生の学習量にも格差ができてしまうという欠点がある。協同する力や，難しい文章を作成するプロセスを学ぶうえでは有効な方法である。

コンセプトマップ
概念と概念を線で結ぶなどして，概念間の関係性を視覚化する技法。概念地図ともいう。概念の関係性の整理や学習課題の発見などに適している。学生に作成させ，概念間の関係性を理解しているかどうかを評価する際にも活用できる。

コンセプトマップづくり
コンセプトマップの作成を通して，授業の目標や内容を理解するための手法。4～6名のグループとなり，講義名などから授業の中心となるキーワードや概念を考え，配付した用紙の中心に書く。その後，そのキーワードや概念から連想する単語，語句，疑問点を出させ，キーワードや概念との関係性を線や矢印でつなげながら用紙に書く。それぞれのグループが作成したコンセプトマップを発表した後，教員が学生の発表を活用しながら授業の目的や内容を説明する。

コンセンサスゲーム
グループでの合意形成を図りながら回答を選択し，グループで議論し協力することの重要性を体験的に理解する手法。ある特定の状況のなかで必要となりうる物品などの内容を提示する。学生は，まず個人でそれぞれの内容に対して優先順位

をつけた後，グループで再度，順位をつける。内容の優先順位に対する正解を提示し，個人の回答とグループの回答のどちらが正解に近かったかを計算する。一般的に，個人よりグループのほうがよい結果になる。代表的なものに「砂漠からの脱出ゲーム」「NASAゲーム」「漂流からの脱出ゲーム」がある。

再生形式
テストの設問において，学習した内容や事項を記述させる方法。単純再生法と完成法などがある。偶然の正解が少ないという特徴がある。用意された解答のなかから選ばせる再認形式と対比される。

再チャレンジつき小テスト
知識の完全な習得を目指す技法。授業中に小テストを行い，基準点に満たなかった学生は，翌週の授業の最初30分に再テストを受ける。基準点を満たした学生は，ご褒美として翌週は30分遅れて授業に参加することが許される。より確実に知識の習得を目指したい場合に有効な方法である。

再認形式
テストの設問において，用意された解答のなかから選ばせる方法。正誤法，多肢選択法，組み合わせ法，並び替え法などがある。マークシートを解答用紙として利用することができる。学習した内容や事項を記述させる再生形式と対比される。

ジグソーⅡ
ジグソー法の進め方を一部修正した技法。ジグソー法との違いは，グループのメンバーがすべての資料を読むことを求める点，個人の学習成果だけでなくグループ全体での学習成果も評価する点である。ジグソー法を修正した技法として，ジグソーⅢ，ジグソーⅣもある。

ジグソー法
メンバーごとに担当を決めて教え合う技法。ピースをあわせて全体を完成させるジグソーパズルが用語の由来。たとえば，学習内容を3分割し，それぞれを3人グループの1人が受けもつ。同じ学習内容を担当するメンバーでエクスパートグループをつくり学習する。エクスパートグループでの学習成果をもとのグループに持ち寄って，お互いに内容を教え合う。グループ内で自分のみが専門家になるため，ほかのメンバーに教える責任が生じる点が特徴である。

自己効力感
人が何らかの課題に直面したとき，自分はそれが実行できるという期待や自信のこと。バンデューラが唱えた概念で，動機づけに大きな影響を及ぼす要因の1つと考えられている。

自己評価
学習者自身による評価。学習者が自分の成果を振り返り，学習経験を次の行為に活用するために行われる。学習者が自分の学習状況を日常的に点検できる能力を身につけている必要がある。

質問書方式
学生が講義内容に関する質問を書く技法。学生は講義内容に関する質問と質問の意図を200字程度で書く。教員は質問書のなかから50問程度選び，その要約と回

答を次回の授業開始時に配付する。

社会人基礎力
職場や地域で多様な人々と仕事をしていくために必要な基礎的な力として、経済産業省が提唱している能力。前に踏み出す力(アクション)，考え抜く力(シンキング)，チームで働く力(チームワーク)の3つの能力と12の能力要素からなる。

社会的スキル
日常生活のなかで適切な対人関係を構築し、集団行動をとるための技能。コミュニケーション能力、対人関係スキル、共感性、ストレス対処などが含まれる。ソーシャルスキルや社会的技能とも呼ばれる。

集中学習
ある一定の内容の学習をするとき、できるだけ間をおかずに長時間学習する方法。大学の授業などにおいて、数日にわたり集中的に授業を行う集中講義は、集中学習にあてはまる。

書評プレゼンテーション
自らが考えた書評を発表する技法。テーマに沿った課題図書リストから自身の興味がある書籍を選び、事前に書評をさせる。全体、もしくはグループで発表し、書評された本に興味がわいたか、発表はわかりやすかったかなどを評価する。読解力、表現力、学習意欲を高めることができる。「本の帯を作成する」といった課題にすることもできる。特定のルールに則って行う書評プレゼンテーションとして、ビブリオバトルという方法もある。

シンク・ペア・シェア
段階的に議論する技法。あるテーマについてまず1人で考え、その後ペアでお互いの考えを共有し、さらに全体で共有する。教室全員の前で意見を述べるのには抵抗があっても、他者と共有した意見は述べやすくなるという効果をもつ。書く活動を加えた「ライト・ペア・シェア」、4人組での議論を加えた「シンク・ペア・スクエア・シェア」などの応用例もある。

相互評価(ピア評価)
学習者同士が学習成果や行動についてお互いに評価し合う評価法。学習者自身が、相互評価をもとに自分の学習や行動を修正していくことに意味がある。相互評価を円滑に行うためには、学習者同士の良好な人間関係、学習者と指導者との間の信頼関係、相互評価の意義の理解が求められる。同僚評価やピア評価と呼ばれることもある。

ダイアログジャーナル
学生が書いた日誌をペアで交換し、お互いにコメントや提案、質問を書く技法。自分の考えを記録するだけでなく、他人の考えを知ることを通して、テーマに対する理解がより深まる。授業時間外の学習課題としても課すことができる。

大好きマップ
自分の好きなものについてプレゼンテーションする自己紹介の手法。大好きマップにできるだけ多くの内容を書き込んだ後、いくつか内容を選んでグループ内のメンバーに自己紹介する。自己紹介に抵抗がある学生でも、自分の好きなことな

らばほかの人に話しやすい。

大福帳
授業終了時に学生が授業での学習内容についてのコメントや疑問点を書くもの。学生が書いた内容に対し，教員からのコメントを書く欄が設けられており，個々の学生との双方向的なコミュニケーションが可能となっている。

他己紹介
ペアでの自己紹介とグループでの他己紹介の活動を通して交流を深める手法。まずは，ペアで3分間や5分間など時間を決めてインタビューし合う。授業内容に関する内容をあらかじめ設定すると学生が授業に期待することや，学生のレディネスを知ることができる。次に4名グループになり，インタビューした相手のことをほかのメンバーに紹介する。

多肢選択法
複数の選択肢を与えて，そのなかから適当なものを選択させる形式の問題。問題文，正解選択肢，不正解選択肢から構成される。客観テストのなかでは高次の認知領域の学習目標を評価できるが，問題作成に時間を要する。

尋ね人
質問に該当する人を探し出し，学生同士の理解を深める手法。10～20個の質問とその横にサイン欄のある紙を配付する。質問は，学生の特徴（海外に行ったことがある，アルバイトをしている，ピアノが弾けるなど）か授業内容に関するもの（関連授業の○○をとったことがある人，授業テーマに関する書籍をもっている人など）のどちらかとする。10分間で，できるだけ多くのサインを集めるようにする。

タップス
教員が与えた問題をペアで解き合う技法。問題を解答する役と解答を聞く役に分かれる。解答者は，問題を解く手順や解くために考えたことを順序立てて説明する。聞き役は，疑問点があれば質問し，考え方に間違いがある場合は指摘するが，直接的に正答を示さないようにする。問題を解くことよりも，問題を解くなかでの論理的な思考を重視ししている。

探究学習
知識獲得のプロセスに学習者が主体的に参加することによって，探究能力の獲得・科学的概念の構築・望ましい態度の形成を目指す学習。1964年にシカゴ大学のシュワッブによってはじめて使用された用語である。日本では中学校理科の実践において注目され，その後は幅広い分野において普及した。

チーム基盤型学習
学生が予習した内容をもとに，個人とグループで問題を解く技法。TBL（Team-Based Learning）ともいわれる。個人とグループで予習した内容に関する同一の多肢選択式問題を解いた後，グループで応用課題に取り組む。知識の習得だけでなく，コミュニケーション能力や問題解決能力の育成を重視している。

チームビルディング
個々の能力を最大限に発揮しながら共通する目標の達成を目指す集団づくり。大きな目標や学習課題を達成するためには，個々で取り組むだけでは達成不可能で，

メンバーと協力しながら目標達成に向けて取り組むことが求められている。

知的誠実性
学問に携わる者に求められる誠実性。学問的誠実性ともいう。具体的には，自らの知性を高めるために継続的に努力する，先人の知に敬意を払い自らの知を探究するなどがある。学生だけでなく，教員にも求められるものである。知的誠実性に反する行為として，剽窃，カンニング，データの捏造などが挙げられる。

ディスカッション
意見交換やアイデア出し，問題解決を目的として議論すること。職場だけでなく，学校で授業方法の1つとしても用いられる。議論を円滑に行うためには，ファシリテーターが適切に役割を果たすことが重要となる。

ディベート
あるテーマについて異なる2つの立場に分かれ，第三者を説得する形で議論を行う技法。議論の順番，立論，質疑応答，反論などの議論のプロセス，制限時間はあらかじめ決められている。また，客観的なデータ資料に基づいて，論理的に議論することが求められる。コミュニケーション能力だけでなく，論理的思考，批判的思考，情報処理能力の育成にも効果的である。

テスト強化学習
学習内容を想起する経験を組み込むことで記憶を促す学習。テストなどを通して学習のプロセスで記憶を想起する機会を組み込むことで，長期的な記憶を促すことができるという知見に基づいている。

テスト効果
頭のなかにある情報を想起することによって記憶が強化される効果。ある情報を記憶する際，繰り返し学習するよりも，情報を検索するテストを行うほうが長期的に記憶が定着する。

テストテイキングチーム
グループでの事前学習，個人でのテスト，グループでのテストと段階的に問題を解く技法。グループでテストに向けた事前準備をした後，まず個人で問題に解答する。その後，グループで議論しながらもう一度同じ問題に解答する。個人だけでなくグループで議論しながらテストを受けるので，学習内容についての理解を深めることができる。

デビルズアドボケイト
議論を深めるために，意図的に反対の立場から意見を述べる手法。主張の根拠を深く吟味したり，議論で抜けていた視点について検討したりする契機となる。悪魔の使徒，悪魔の代弁者ともいわれる。

テレビ CM
授業テーマに関するテレビ CM の作成を通して，授業内容への理解を深める手法。学生を6名以下のグループに分け，授業テーマに関する30秒のテレビ CM を作成するように指示する。テレビ CM の代わりに，パンフレットや新聞広告を作成させてもよいが，必ずキャッチコピーやスローガンを入れるように伝える。各グループは，それぞれが考えたテレビ CM の基本的なコンセプトと概要を発表する。

実際にパフォーマンスしたいグループがある場合は，教室の前方で行ってもよい。

導入・展開・まとめ
授業づくりの基本的な構成。初等・中等教育の教員が作成する学習指導案はこの構成で作成されている。3つのパートで組み込むべき工夫や考慮すべき点は異なっている。

特派員
グループメンバーの1名だけをほかのグループに派遣し，どのような議論が行われているのか情報交換をさせる技法。グループ内だけの固定観念にとらわれないようにするために，グループ間コミュニケーションを促すことを目的としている。

内化
外にある情報を自分の頭のなかに取り入れること。授業を聞く，本を読む，動画を視聴する，WEBサイトを閲覧するなどの行動が挙げられる。また，振り返りを通して気づきを得ることも，内化の例である。

仲間探し
指示内容に沿って仲間を探して，即興でグループをつくる手法。たとえば，「同じ誕生月の人でグループになってください」と指示し，参加者同士がコミュニケーションをとりながら，自分と同じ誕生月の人を探しグループとなる。同じ誕生月以外に，好きな動物，好きな食べ物，好きなスポーツなどがある。

流れ星
絵を描くことを通して，双方向的なコミュニケーションの重要性を理解するための手法。1人1枚ずつ白紙の用紙を準備する。教員が「はじめに，流れ星を描いてください。次に，月を描いてください。それから大きな池があり，そばには木が1本あります…」などの情景を提示し，学生は提示された情報をもとに絵を描いていく。途中での質問は一切受けつけず，ほかの学生の絵を見てもいけない。完成したら，学生同士で絵を見せ合い，同じ指示でも絵に違いが現れることを実感させる。一方向のコミュニケーションによって生まれる，受け手の理解の差異を体験的に理解することができる。

ナンバリング・ディスカッション
誰もが発表者になる緊張感を与えて議論をする技法。議論の前にグループのメンバーに番号を振っておく。議論の後，教員が無作為に番号を選び，各グループのその番号の者が発表をする。議論への参加度合いを高める効果がある。グループ数があまりにも多い場合は，学習課題の回答方法を選択式にし，全グループ同時に発表させるといった工夫が考えられる。

日誌
学習内容を振り返るための技法。学習した内容のみを記載し，学生の感じたことなどは書かないのが一般的。

バースデイ・チェイン
身振り手振りだけで誕生日順に輪になることを通して，一体感を醸成する手法。まず，机や椅子を移動させ，受講者が輪になって並べるスペースを教室内に確保する(教室内に十分なスペースがない場合は，廊下に一列になってもよい)。起点

を示しながら,「声を出さずに 1 月 1 日生まれの人から○分以内で誕生日順に並ぶように」という指示を出す。40 名くらいの授業であれば 3 分程度で輪になることができる。言葉でのコミュニケーションをとらないので,初対面で話しかけるのが苦手な人でも気楽に取り組める一方,お互いが積極的に身振り手振りを交わし,1 つの輪になることで全体に一体感や達成感が生まれ,よい雰囲気がつくれる。また,ちょうどその日が誕生日の学生がいると自然と拍手がうまれ,温かい雰囲気になる。誕生日以外にも,学籍番号順や氏名の 50 音順などでもよい。バースデイリングとも呼ばれる。

ハイステイクス・ライティング
学生の学習成果を評価するためのライティング活動。アカデミックライティングのルールに沿って記述することを求めるレポートや小論文が例として挙げられる。

橋本メソッド
競争原理を盛り込んだプレゼンテーション型の授業技法。教員は複数のテーマを提示し,学生にそのなかから 2 つのテーマを選ばせる。そのテーマについてレジュメをグループで作成し提出させる。そのなかから優れたレジュメを作成した 2 つのグループを教員が選び加点し,次の授業で発表させる。質疑応答も踏まえて,より優れた発表をしたグループにさらに加点する。学生の主体性や積極性を引き出し,調査分析力,質問力,表現力を高めることができる。

バズ学習
小グループごとに議論する技法。あるテーマについて 6 人のグループで 6 分間の議論を行った後,全体としての結論にまとめていく。6 名と 6 分から,六・六法と呼ばれる。思考の共有やアイデアの集約に効果がある。議論が円滑に進まない場合には,6 名より少人数にする,グループごとにリーダーと記録係を決めさせるなどの工夫がある。

パネル・ディスカッション
受講生からパネリストを数名選び,教員がコーディネーター役となって議論をする技法。すべての学生があるテーマについて事前にレポートを書いて提出し,そのなかから異なる主張を展開している学生をパネリストとして選ぶ。最初はパネリストが一定時間内で主張を述べ,その後,パネリスト同士の質疑応答や反論の時間をとる。最後に教室全体からも意見を求める。授業後にすべての学生が,パネル・ディスカッションを通して考えたことなどについてレポートを書くようにする。

反転授業
従来,授業中に教室内で行われていた内容を授業外学習にし,授業外で行われていた内容を授業中に行うという形で入れ替える教授学習の方法。事前にビデオや視聴覚教材を用いて講義を視聴し,授業のなかではテスト,ディスカッション,プレゼンテーション,グループワークなどの演習を行う。

ピア・インストラクション
教員が提示した問題について,学生同士で解答する技法。まず教員が出した問題について学生個人で回答を考える。その後,ペアでお互いの解答とその理由につ

いて議論をする。最後に教員から正答を伝え解説する。意見が分かれそうな問題を用意し，解答が異なる学生同士が組み，相手を説得するように促すといった工夫もできる。クリッカーを活用してもよい。

ピア・エディティング
学生がペアとなり，お互いに作成した文書にコメントし合う技法。ルーブリックを用いると評価の観点が明確になり，学生がお互いにコメントしやすくなる。同一ペアだけでなく，複数のペアでやりとりをすると，より多くの学びを得られることが多い。

ひとこと自己紹介
事前に話す内容を書いてから自己紹介を行うアイスブレイクの手法。教員が，①出身地，②最近ハマっていること，③今の気分など3つのテーマを学生に提示する。学生はそれぞれのテーマに対する回答を付箋などに記入する。4～5名のグループになり，書いた内容を1人ずつ順番に紹介する。3つ目のテーマとして，「授業に期待すること」を設定すれば学生の授業に対する要望を把握することができる。

ファシリテーション・グラフィック
ホワイトボードや模造紙に，文字や図を用いて議論の内容を表現する手法。議論の内容を可視化するため，新たな考えを引き出したり，考えを整理したりするのに効果的。

ファシリテーター
学習が円滑に進むように支援する人。新しい情報を伝達する指導者ではなく，学習者を支援する援助者や学習者とともに考える伴走者としての役割が求められる。

フィードバック
形成的評価の1つで，学習の進捗状況やプロセスに対して評価結果を返す行為。到達度を判定するだけでなく，学習を促進するためにも活用できる。フィードバックにはいくつかの方法があり，その方法を選択する際には，学習者に対する効果，学習者の人数，指導者の時間や労力，教室環境を考慮する必要がある。

フィッシュボウル
議論する学生と，その議論を観察する学生に分かれて議論をする技法。フィッシュボウルとは金魚鉢を指し，金魚鉢の金魚を眺めている様子に似ていることから名づけられた。一定時間経過後に，議論者と観察者を入れ替えて再議論したり，全体議論に広げることで，より深い議論が可能になる。議論の中身だけでなく，議論のプロセスについても学ぶことができるのが特徴。

復習テスト
授業の最初に前回の授業の復習テストを行う技法。○×で簡単に答えられるものや，選択肢問題を用意すると時間をあまりとらずに済む。学生の理解度に応じて授業を始めることができる。また学生も前回と今回の授業を結びつけて考えることができるため，より理解を深めることができる。提出させれば，出席簿の代わりとしても扱える。

双子の過ち
教員が指導する際に陥りやすい2つの失敗。ウィギンズとマクタイ(2012)が提唱した授業方法の課題。1つは，教員が学習内容の網羅を目指すことによって学生が学習目標に達しないという失敗である。もう1つは，教員が活動を重視するが活動によって学生が学習目標に達しないという失敗である。

フリーライダー
グループワークにおいて，自らは何もしないにもかかわらず，ほかのメンバーの取り組みによって恩恵や利益を得る人。経済学の用語から派生。

ブレインストーミング
多様なアイデアを出す技法。質より量を重視する，他者の意見を否定しないといったルールのもと，教員が提示したテーマについての意見をグループで出す。付箋1枚に1つのアイデアを書くようにする。アイデアの視点を広げる，論点を洗い出す，新しい発想を生み出すといった目的で活用できる一方，学生から出た意見を整理しないと意見の言いっぱなしで終わってしまう危険性がある。

ブレインダンプ
5分間など一定の時間のなかで学生の頭に浮かんだ内容をすべて書く技法。脳の中身(brain)を投げ出す(dump)という意味で用いられている。ブレインストーミングと同様に，書いた内容の質よりも量を重視する。

プロジェクト基盤型学習
大枠のテーマに沿って学生が自ら学習課題や目標を設定し，その解決や実現に向けて自ら計画し，実行するプロセスから学ぶ技法。問題基盤型学習(Problem-Based Learning)とは異なる。学生の主体性が最大限尊重されること，現実の問題を扱うことが特徴。プロジェクトの評価は成果およびそのプロセスに対して行う。教員はあくまでも学生が深い学びを得られるようにするためのサポート役である。知識の習得よりも，汎用的技能の向上に主眼がおかれることが多い。

分散学習
ある一定の内容を学習するとき，学習の間に一定の休みを入れながら学習する方法。難しい概念や複雑な現象などの理解には，学習者が深く思考することが必要となるため，分散学習が適している。

ペア・リーディング
2種類の文献を用意し，ペアで教え合う技法。学習者は分担して文献を読み，その内容を要約して相手に伝える。読解力，要約力，説明力をあわせて身につけさせることができる。仲のよい友人同士では真剣に取り組まない可能性があるため，組み合わせに配慮する必要がある。また，的確な要約を促すために，後から教員が解説するとよい。

ペーパータワー
紙でタワーを作ることを通して，グループでのコミュニケーションやリーダーシップについて理解する手法。4～5名からなるグループごとに，A4用紙を30～40枚程度配付する。紙だけを使ってできるだけ高い「自立したタワー」をつくるよう指示する。作業前に，作戦タイムを10分設ける。この間，紙には一切触れ

ることはできない。制限時間5分以内にタワーを完成させ，グループ間で高さを競う。最後に，グループ内でどのように作業を進めたのかプロセスを振り返るよう促す。

ポートフォリオ
学習者が学習のプロセスで作成した成果物などを蓄積したもの。成果物には，ノート，配付資料，メモ，ワークシート，レポートなどが含まれる。学習プロセスの評価や学生の振り返りに活用される。もともとは，紙ばさみや入れ物を意味する言葉である。

ポスターセッション
同時多発的にプレゼンテーションを行う技法。1対少数であるため質問や意見が出やすいことから，1対多数の通常プレゼンテーションでは受動的学習になりかねないという弊害を防ぐことができる。ただし1人の教員がすべてのプレゼンテーションにフィードバックを与えることが難しくなる。プレゼンテーションの際に，聞き手が，質問・コメントシートを相手に渡すことを義務化することや，発表後に学んだ点や改善点について振り返りをさせることが重要となる。

ポストアップ討議法
マトリクスを埋めながら議論をする技法。縦軸と横軸の内容を教員が決めておき，学生はその交差するポイントについて議論する。議論のなかで合意した意見を空欄に記入する。論点を明確にすることで，学生が議論をしやすくなる効果がある。

本質的な問い
専門分野において中心的で学習を促す重要な問い。ウィギンズとマクタイ（2012）は，学習内容を1つひとつ網羅するのではなく，その学習領域における本質的な問いに基づいて授業全体を構成し，学習者の深い理解につなげていくべきであると提言した。

○×クイズ
授業内容に関連した○×クイズを行い，授業内容への理解を深めるための手法。授業内容に関連する5〜15の○×問題と解答用紙を準備する。学生をペアまたは小グループに分け，話し合いをもとに，説明が正しい場合は○，間違っている場合は×をマークする。その後，各グループで選んだ答えを理由とともに発表する。教員は，各問題に対して○と回答したグループと×と回答したグループの数を視覚的にわかるように示す。教員はすぐに正解を提示してもよいし，学生に授業が進むなかで答えがわかると伝えて正解を提示しなくてもよい。

ミニッツペーパー
授業終了時に学生が授業での学習内容についてのコメントや疑問点を書くもの。授業の終わりに学習内容を整理することで，学生は内容に対する理解を深めることができる。また，記載内容を確認するなかで，教員は学生の理解度を把握することができる。学生の書いた重要な疑問点やコメントは，次回の授業で紹介するとよい。

無言パーツゲーム
紙片をグループのメンバーと交換しながら図形をつくることを通して，グループ

活動を円滑に行ううえで求められるスキルや行動を理解する手法。6名のグループで，メンバー1人ずつに3〜4枚の紙片が入った封筒を用意する。配られた紙片をすべて使って，同じ形，同じ大きさの図形を各自の前に1つつくるように指示する。図形を作成する際に，作業は無言で行う，ジェスチャーや合図などもしてはいけない，自分の欲しい紙片をほかのメンバーから勝手にとってはならないなどのルールを学生に明示する。時間制限は30分程度とし，作業後に振り返りを行う。言葉が使えないことでどのような障害があったか，学習課題を達成するためにどのようなことをしたか，グループのなかで自分だけが学習課題を達成した（と思った）ときどんなことを思って何をしたかなどを話し合い，グループで学習課題を達成するときに求められるスキルや行動を考える。

問題基盤型学習
社会で起こりうる現実的な問題をもとに，問題の発見と解決策を検討するプロセスを通じて状況判断や対策などを学ぶ技法。問題は事例シナリオが一般的だが，現場で実際に体験した問題を扱う場合もある。学生は問題解決に必要な知識を書籍などからみつけ出し，解決策を策定し，発表する。複数教員でグループごとに指導するチュートリアル型PBLもある。より実践現場に即したスキルを必要とする学習に有効である。

ラーニングセル
事前課題をもとに学生に質問を考えさせ，学生同士でその質問に答え合うことで学びを深める技法。学生レベルでの理解をもとにした対話がなされるため，学習意欲の向上や，より深い理解を促すことができる。「その理由・原因について説明してください」「筆者の一番の主張は何でしょうか」などと質問の例を事前に教員から提示すると，円滑に進めやすくなる。

ライティング・ディスカッション
紙をベースにして議論を展開していく技法。教員が提示した学習課題に対して自分の意見を書いた後，別の人と交換する。そこに書いてある意見に対して自分の意見を書いて，また別の人と交換する。これを何回か繰り返した後，手元にある紙の内容のなかから興味深い意見を発表する。自分の意見を発表することに慣れていない学生が多い場合は，効果的である。

ライト・ペア・シェア
シンク・ペア・シェアに書く活動を組み込んだ技法。まず個人でワークシートなどに自分の意見や考えを書く。その後，2人組となりそれぞれ書いた内容について議論し，さらに全体で共有する。ペアで議論する前に書く活動があるため，シンク・ペア・シェアよりも意見交換をしやすい。

ラウンドテーブル
アイデアを広げるために，グループのメンバーが順番にライティングを行う技法。与えられたテーマに対して，語句や短い文章で書き，グループの次のメンバーに交替する。時間が終わるまで，何周か続ける。グループ内のメンバーが等しく活動に参加でき，多様な考え方に触れることができる。

ラウンドロビン
平等に参加して議論する技法。1人あたりの時間やアイデアの数を一定にし，順番に全員が意見を述べるようにする。たとえば，1人が1つの意見を言ったら次の人に代わり，すべての学生が発言する機会を与える。2巡，3巡させ，より多くの意見やアイデアを集めることもできる。また，グループ単位で，1つのグループが発言したら次のグループが発言するようにと続けることもできる。

リフレクティブ・ジャーナル
振り返りを通して自身の学習経験について記録する技法。学生は，学習プロセスのなかで生起した出来事について記述する。具体的には，学習内容，学習課題，試験，学習プロセスのなかで学生が考えたことなどを記述する。学習内容の理解だけでなく，振り返りを通した批判的思考の育成に効果がある。

ルーブリック
学習課題に対する評価基準を，観点と尺度で示した評価ツール。評価基準を明確化するために，それぞれの到達度を具体的に記述している点に特徴がある。さまざまな知識と技能を統合した学習成果を評価するのに適している。複数人で評価する場合，共通の評価基準で評価することができる。

ローステイクス・ライティング
学生の学習を促すための書く手法。学習成果を評価するために行うのではなく，学習内容への理解や思考を促すために行うもの。ワークシートに記入すること，議論の前に自分の意見を簡単に書くことなどが挙げられる。

ロールプレイ
ある特定の場面を想定し，ふだんの自分とは異なる人物の役割を演じさせる学習活動。役割演技を通じてさまざまな場面での対応方法を学ばせるとともに，異なる立場の人の視点や考え方，気持ちを理解させることなどを目的とする。

ワールドカフェ
グループ内の議論の成果をほかのグループとの間でも共有する技法。グループ内で一定時間議論をした後，1人を除いたほかのメンバーがそれぞれ別のグループの議論成果を聞きに行く。また自分のグループでどのような議論があったかも伝える。そして一定時間議論した後に自分のグループに戻り，ほかのグループでどのような議論がなされていたかを共有し，自分たちの最終結論をまとめて全体に発表する。多様な考え方や価値観を知ることができるのが特徴。模造紙と1人1本のペンを用意し，自由に書きながら議論を進めるとよい。

ワン・センテンス・サマリー
学習内容に対する理解を深めるために，学習内容を一文で要約する技法。学生に対して，誰が，何を，誰に，いつ，なぜなどの設問を提示する。これらの問いに対して，学生が一文で回答する。学生がどこまで理解したのかを把握することができる。

文献

赤林朗，大林雅之編著(2002)：ケースブック医療倫理，医学書院．
新井英靖編著(2017)：アクティブ・ラーニング時代の看護教育―積極性と主体性を育てる授業づくり，ミネルヴァ書房．
エリオット・アロンソン，シェリー・パトノー(昭和女子大学教育研究会訳)(2016)：ジグソー法ってなに？―みんなが協同する授業，丸善プラネット．
スーザン・A・アンブローズ，マイケル・W・ブリッジズ，ミケーレ・ディピエトロ，マーシャ・C・ラベット，マリー・K・ノーマン(栗田佳代子訳)(2014)：大学における「学びの場」づくり―よりよいティーチングのための7つの原理，玉川大学出版部．
五十嵐ゆかり編(2016)：トライ！　看護にTBL―チーム基盤型学習の基礎のキソ，医学書院．
伊藤貴昭(2004)：自己説明効果の理論と実践，慶應義塾大学大学院社会学研究科紀要 59：29-36．
伊藤貴昭，垣花真一郎(2009)：説明はなぜ話者自身の理解を促すか―聞き手の有無が与える影響，教育心理学研究 57(1)：86-98．
伊藤崇達(2008)：「自ら学ぶ力」を育てる方略―自己調整学習の観点から，BERD(Benesse 教育研究開発センター)13：14-18．
グラント・ウィギンズ，ジェイ・マクタイ(西岡加名恵訳)(2012)：理解をもたらすカリキュラム設計―「逆向き設計」の理論と方法，日本標準．
宇田光(2005)：大学講義の改革―BRD(当日レポート方式)の提案，北大路書房．
緒方巧(2016)：看護学生の主体性を育む協同学習，医学書院．
緒方巧，田中静美，原田ひとみ(2002)：ジグソー学習法による基礎看護技術の習得を高める教育研究，藍野学院紀要 16：53-62．
緒方巧，田中静美，本多容子，原田ひとみ(2003)：ジグソー学習法による基礎看護技術「身体の清潔」の教育成果と課題，藍野学院紀要 17：91-98．
鹿毛雅治(2013)：学習意欲の理論―動機づけの教育心理学，金子書房．
蔵谷範子編著(2015)：関連図の書き方をマスターしよう，サイオ出版．
厚生労働省(2011)：看護教育の内容と方法に関する検討会報告．
国立教育政策研究所教育課程研究センター(2015)：平成27年度研究成果報告書「新学習指導要領の趣旨等を実現するための教育課程の編成，指導方法等の工夫改善に関する実践研究」．
紺田広明，三保紀裕，本田周二，山田嘉徳，森朋子，溝上慎一(2017)：アクティブラーニング型授業における予習と外化の効果―マルチレベルSEMによる実証的検討，大学教育学会誌 39(2)：39-47．
坂下玲子(2015)：臨床での実践を見すえて，「看護研究」教育が基礎教育で果たす役割，看護教育 56(9)：840-843．

マイケル・サンデル（NHK「ハーバード白熱教室」製作チーム，小林正弥，杉田晶子訳）（2012a）：ハーバード白熱教室講義録＋東大特別授業（上），早川書房．

マイケル・サンデル（NHK「ハーバード白熱教室」製作チーム，小林正弥，杉田晶子訳）（2012b）：ハーバード白熱教室講義録＋東大特別授業（下），早川書房．

蒋妍，溝上慎一（2014）：学生の学習アプローチに影響を及ぼすピア・インストラクション―学生の授業外学習時間に着目して，日本教育工学論文誌 38(2)：91-100．

ジョージ・ジェイコブス，マイケル・パワー，ロー・ワン・イン（関田一彦監訳）（2005）：先生のためのアイディアブック―協同学習の基本原則とテクニック，ナカニシヤ出版．

杉江修治（2011）：協同学習入門―基本の理解と51の工夫，ナカニシヤ出版．

杉江修治，関田一彦，安永悟，三宅なほみ編著（2004）：大学授業を活性化する方法，玉川大学出版部．

鈴木克明（2002）：教材設計マニュアル―独学を支援するために，北大路書房．

鈴木敏恵（2002）：これじゃいけなかったの!?　総合的な学習―これが成功戦略!!ポートフォリオ評価プロジェクト学習，学習研究社．

鈴木敏恵（2016）：アクティブラーニングをこえた看護教育を実現する―与えられた学びから意志ある学びへ，医学書院．

鈴木玲子編（2014）：看護教育に役立つPBL―問題解決力を育む授業の展開と工夫，メヂカルフレンド社．

須長一幸（2010）：アクティブラーニングの諸理解と授業実践への課題―activeness概念を中心に，関西大学高等教育研究 1：1-11．

関田一彦，安永悟（2005）：協同学習の定義と関連用語の整理，協同と教育 1：10-17．

高木正則，田中充，勅使河原可海（2007）：学生による問題作成およびその相互評価を可能とする協調学習型WBTシステム，情報処理学会論文誌 48(3)：1532-1545．

高橋恵（2013）：いま看護職に求められる「社会人基礎力」とは，看護展望 38(7)：4-6．

バーバラ・ダッチ，スーザン・グロー，デボラ・アレン編（山田康彦，津田司監訳）（2016）：学生が変わるプロブレム・ベースド・ラーニング実践法―学びを深めるアクティブ・ラーニングがキャンパスを変える，ナカニシヤ出版．

近田政博編著（2018）：シリーズ大学の教授法5―研究指導，玉川大学出版部．

中央教育審議会（2008）：幼稚園，小学校，中学校，高等学校及び特別支援学校の学習指導要領等の改善について，文部科学省．

中央教育審議会（2012）：新たな未来を築くための大学教育の質的転換に向けて，文部科学省．

中央教育審議会（2016）：幼稚園，小学校，中学校，高等学校及び特別支援学校の学習指導要領等の改善及び必要な方策等について，文部科学省．

バーバラ・デイビス（香取草之助監訳，光澤舜明，安岡高志，吉川政夫訳）（2002）：授業の道具箱，東海大学出版会．

東京大学　大学発教育支援コンソーシアム推進機構（2015）：協調学習　授業デザイン

ハンドブック―知識構成型ジグソー法を用いた授業づくり．

戸田山和久(2002)：論文の教室―レポートから卒論まで，日本放送出版協会．

友野清文(2016)：ジグソー法を考える―協同・共感・責任への学び，丸善プラネット．

内藤知佐子，伊藤和史(2017)：シミュレーション教育の効果を高めるファシリテーター Skills & Tips，医学書院．

中井俊樹(2011)：学士課程の学生に研究体験は必要か―国際的動向と論点整理，名古屋高等教育研究 11：171-190．

中井俊樹編著(2014)：看護現場で使える教育学の理論と技法―個別指導や参加型研修に役立つ 100 のキーワード，メディカ出版．

中井俊樹編著(2015)：シリーズ大学の教授法 3 ―アクティブラーニング，玉川大学出版部．

中井俊樹，小林忠資編著(2015)：看護のための教育学，医学書院．

中井俊樹，小林忠資編(2017)：看護教育実践シリーズ 3 ―授業方法の基礎，医学書院．

中井俊樹，服部律子編(2018)：看護教育実践シリーズ 2 ―授業設計と教育評価，医学書院．

中尾優子，森藤香奈子，荒木美幸，佐々木規子，山本直子，滝川由香里(2014)：小児看護学におけるディベート学習の導入とその評価，保健学研究 26(1)：47-51．

中島英博編著(2016)：シリーズ大学の教授法 1 ―授業設計，玉川大学出版部．

西川純(2016)：週イチでできる！　アクティブ・ラーニングの始め方，東洋館出版社．

日本教育方法学会編(2016)：アクティブ・ラーニングの教育方法学的検討，図書文化．

エリザベス・バークレイ，クレア・メジャー，パトリシア・クロス(安永悟監訳)(2009)：協同学習の技法―大学教育の手引き，ナカニシヤ出版．

服部律子，和田貴子，佐原弘子，竹井留美，又吉忍，後藤宗理(2016)：本学看護学部におけるクリッカー導入の評価，椙山女学園大学看護学研究，8：47-55．

ダイアン・ビリングス，ジュディス・ハルステッド(奥宮暁子，小林美子，佐々木順子監訳)(2014)：看護を教授すること 原書第 4 版 大学教員のためのガイドブック，医歯薬出版．

ディー・フィンク(土持ゲーリー法一監訳)(2011)：高等教育シリーズ 154 学習経験をつくる大学授業法，玉川大学出版部．

アラン・ブリンクリ，ベディ・デッサンツ，マイケル・フラム，シンシア・フレミング，チャールズ・フォースィ，エリック・ロスチャイルド(小原芳明監訳)(2005)：高等教育シリーズ 131 シカゴ大学教授法ハンドブック，玉川大学出版部．

降旗勝信(1974)：探究学習の理論と方法，明治図書出版．

ベネッセ教育総合研究所(2017a)：第 3 回大学生の学習・生活実態調査(速報版)．

ベネッセ教育総合研究所(2017b)：専門学校生の学習と生活に関する実態調査．
堀公俊，加藤彰(2008)：ワークショップ・デザイン―知をつむぐ対話の場づくり，日本経済新聞出版社．
本間昭子，真壁あさみ，和田由紀子，河内浩美(2006)：ジグソー学習法による小児看護技術の教育効果，新潟青陵大学紀要6：69-77．
ラリー・マイケルセン，ディーン・パーマリ，キャスリン・マクマホン，ルース・レヴァイン編著(瀬尾宏美監修)(2009)：TBL―医療人を育てるチーム基盤型学習―成果を上げるグループ学習の活用法，バイオメディスインターナショナル．
益川弘如(2016)：知識構成型ジグソー法，安永悟，関田一彦，水野正朗編，アクティブラーニングの技法・授業デザイン，東信堂：67-87．
松下佳代，京都大学高等教育研究開発推進センター編著(2015)：ディープ・アクティブラーニング―大学授業を深化させるために，勁草書房．
松下聖子，金城やす子(2013)：ジグソー学習法を取り入れた小児看護技術演習における学生の学びの体験と今後の課題，名桜大学紀要18：77-90．
水野正朗(2016)：学びが深まるアクティブラーニングの授業展開―拡散/収束/深化を意識して，溝上慎一監修，安永悟，関田一彦，水野正朗編，アクティブラーニング・シリーズ1―アクティブラーニングの技法・授業デザイン，東信堂：45-66．
溝上慎一(2014)：アクティブラーニングと教授学習パラダイムの転換，東信堂．
溝上慎一編(2016)：アクティブラーニング・シリーズ4―高等学校におけるアクティブラーニング 理論編，東信堂．
三宅なほみ(1985)：理解におけるインターラクションとは何か，佐伯胖編，認知科学選書4―理解とは何か，東京大学出版会：328-341．
三宅なほみ，東京大学CoREF，河合塾編著(2016)：協調学習とは―対話を通して理解を深めるアクティブラーニング型授業，北大路書房．
宮里智子，伊良波理絵，高橋幸子，金城忍，嘉手苅英子(2013)：日本国内の看護基礎教育におけるディベートの取り組みに関する文献検討―取り組みの実際と教育効果および課題，沖縄県立看護大学紀要14：81-88．
文部科学省(2013)：今，求められる力を高める総合的な学習の時間の展開(高等学校編)：総合的な学習の時間を核とした課題発見・解決能力，論理的思考力，コミュニケーション力等向上に関する指導資料．
安永悟(2012)：活動性を高める授業づくり―協同学習のすすめ，医学書院．
安永悟，関田一彦，水野正朗編(2016)：アクティブラーニング・シリーズ1―アクティブラーニングの技法・授業デザイン，東信堂．

Barkley, E.（2009）: Student Engagement Techniques : A Handbook for College Faculty, Jossey-Bass.
Bean, J.（2011）: Engaging Ideas-The Professor's Guide to Integrating Writing, Critical Thinking, and Active Learning in the Classroom, 2nd Edition, Jossey-Bass.

Bloom, B., Krathwohl, D. and Masia, B. (1956): Taxonomy of Educational Objectives: The Classification of Educational Goals. Handbook 1: Cognitive Domain, David Mckay.

Brown, J. and Isaacs, D. (2005): The World Café—Shaping Our Futures Through Conversations That Matter, Berrett-Koehler Publishers.

Cepeda, N., Pashler, H., Vul, E., Wixted, J. and Rohrer, D. (2006): Distributed Practice in Verbal Recall Tasks: A Review and Quantitative Synthesis, Psychological Bulletin 132(3): 354-380.

Chi, M. (2000): Self-explaining Expository Texts: The Dual Processes of Generating Inferences and Repairing Mental Models, in Glaser, R. (eds.): Advances in Instructional Psychology, Educational Design and Cognitive Science 5: 161-238.

Chi, M. (2009): Active-Constructive-Interactive: A Coneptual Framework for Differentiating Learning Activities, Topics in Cognitive Science 1(1): 73-105.

Doyle, T. (2008): Helping Students Learn in a Learner—Centered Environment: A Guide to Facilitating Learning in Higher Education, Stylus.

Elbow, P. (1997): High Stakes and Low Stakes in Assigning and Responding to Writing, in Sorcinelli, M. and Elbow, P (eds.): Writing to Learn: Strategies for Assigning and Responding to Writing Across the Disciplines, New Directions for Teaching and Learning 69: 5-13.

Elbow, P. and Sorcinelli, M. (2014): Using High-Stakes and Low-Stakes Writing to Enhance Learning, in Svinicki, M. and Mckeachie, W. (eds.) Mckeachie's Teaching Tips: Strategies, Research, and Theory for College and University Teachers, 14th Edition, International Edition, Wadsworth.

Felder, R. and Brent, R. (2016): Teaching and Learning STEM: A Practical Guide, Jossey-Bass.

Freeman, S., Eddy, S., McDonough, M., Smith, M., Okoroafor, N., Jordt, H. and Wenderoth, M. (2014): Active Learning Increases Student Performance in Science, Engineering, and Mathematics, Proceedings of the National Academy of Sciences of the United States of America 111(23): 8410-8415.

Gullo, C., Ha, T. and Cook, S. (2015): Twelve Tips for Facilitating Team-based Learning, Medical Teacher 37(9): 819-824.

Halpern, D. and Hakel, M. (2003): Applying the Science of Learning to the University and Beyond, Change 35(4): 36-41.

Harden, R. and Crosby, J. (2000): The Good Teacher is More Than a Lecturer-the Twelve Roles of the Teacher, Medical Teacher 22(4): 334-347.

Kang, S., McDermott, K. and Roediger, H. (2007): Test Format and Corrective Feedback Modulate the Effect of Testing on Long-term Retention, European Journal of Cognitive Psychology 19: 528-558.

Kroning, M. (2014): The Importance of Integrating Active Learning in Education, Nurse Education in Practice 14(5): 447-448.

Larsen, D. and Butler, A. (2013): Test-enhanced Learning, in Walsh, K. (ed.) Oxford Textbook of Medical Education, Oxford University Press: 443-452.

Lee, V. (2011) : The Power of Inquiry as a Way of Learning, Innovative Higher Education 36 (3) : 149-160.

Lindgren, H. (1956) : Educational Psychology in the Classroom, Wiley.

Liu, N. and Carless, D. (2006) : Peer Feedback : The Learning Element of Peer Assessment, Teaching in Higher Education 11(3) : 279-290.

Magnan, R. (2005) : 147 Practical Tips for Using Icebreakers with College Students, Atwood Publishing.

Major, C., Harris, M. and Zakrajsek, T. (2016) : Teaching for Learning : 101 Intentionally designed Educational Activities to Put Students on the Path to Success, Routledge.

Mazur, E. (1997) : Peer Instruction—A User's Manual Series in Educational Innovation, Prentice Hall.

Michael, J. (2006) : Where's the Evidence that Active Learning Works?, Advances in Physiology Education 30(4) : 159-167.

Mickelson, N. (2012) : Tips for the Classroom Writing at Transitions : Using In-Class Writing as a Learning Tool, Journal of College Literacy & Learning 38 : 25-31.

Ngeow, K. and Kong, Yoon-San (2003) : Learning through Discussion : Designing Tasks for Critical Inquiry and Reflective Learning, ERIC Digest.

Nilson, L. (2010) : Teaching at Its Best : A Research-Based Resource for College Instructors, 3rd Edition, Jossey-Bass.

Parmelee, D., Michaelsen, L., Cook, S. and Hudes, P. (2012) : Team-based Learning : A Practical Guide : AMEE GUIDE No. 65, Medical Teacher 34(5) : e275-e287.

Pauk, W. (2000) : How to Study in College, 7th Edition, Houghton Mifflin Company.

Prince, M. (2004) : Does Active Learning Work? A Review of the Research, Journal of Engineering Education 93(3) : 223-231.

Pyc, M., Agarwal, P. and Roediger, H. (2014) : Test-enhanced Learning, in Benassi, V., Overson, C. and Hakala, C. (eds.) Applying Science of Learning in Education, Infusing Psychological Science into the Curriculum : 78-90.

Roberson, B. and Franchini, B. (2014) : Effective Task Design for the TBL Classroom, Journal on Excellence in College Teaching 25(3 and 4) : 275-302.

Roediger, H. and Karpicke, J. (2006) : Test-enhanced Learning : Taking Memory Tests Improves Long-term Retention, Psychological Science 17(3) : 249-255.

Synnott, K. (2016) : Guides to Reducing Social Loafing in Group Projects : Faculty Development, Journal of Higher Education Management 31(1) : 211-221.

Tyler I. (2009) : Strengths, Weaknesses and Applicability of Teaching Methods, An Environmental Scan of Best Practices in Public Health Undergraduate Medical Education (5), The Association of Faculties of Medicine of Canada.

Ulrich, D. and Glendon, K. (2005) : Interactive Group Learning : Strategies for Nurse Educator, 2nd Edition, Springer.

Waltz, C., Jenkins, L. and Han, N, (2014) : The Use and Effectiveness of Active Learning Methods in Nursing and Health Professions Education : A Literature Review, Nursing

Education Perspectives 35(6) : 392–400.

Xu, J. (2016) : Toolbox of Teaching Strategies in Nurse Education, Chinese Nursing Research 3(2) : 54–57.

執筆者プロフィール

- **小林忠資**［こばやし　ただし］　編者，1章，2章共著
  岡山理科大学獣医学部　講師

  専門は比較教育，大学教育。名古屋大学高等教育研究センター研究員，愛媛大学教育・学生支援機構特任助教などを経て，2018年より現職。まつかげ看護専門学校，中部看護専門学校，松山看護専門学校などで教育学の授業担当を経験。著書に，『看護教育実践シリーズ3 授業方法の基礎』(共編著)，『看護のための教育学』(共編著)，『シリーズ大学の教授法3 アクティブラーニング』(分担執筆)などがある。

- **鈴木玲子**［すずき　れいこ］　編者，10章共著
  埼玉県立大学保健医療福祉学部看護学科　教授

  専門は成人看護学で，人間工学の手法を応用した看護技術教育や看護教育方法論を研究テーマとして取り組んでいる。東京女子医科大学看護学部助手などを経て，2011年より現職。2017年より副学長，研究開発センター長を兼務。著書は『看護教育に役立つPBL ―問題解決力を育む授業の展開と工夫』(共編著)，『看護に生かすベッド回りの人間工学』(分担執筆)などがある。

- **加地真弥**［かじ　まや］　3章共著
  岡山理科大学教学・学生支援部教学・学生支援課

  専門は英語教育。島根大学大学院教育学研究科教育内容開発専攻修了。島根県内の県立高等学校の常勤講師，愛媛大学教育・学生支援機構特定研究員などを経て，2018年より現職。著書に『看護教育実践シリーズ2 授業設計と教育評価』(分担執筆)がある。

- **久保田祐歌**［くぼた　ゆか］　4章
  関西福祉科学大学社会福祉学部　准教授

  専門は哲学，大学教育。名古屋大学高等教育研究センター研究員，立教大学大学教育開発・支援センター学術調査員，徳島大学総合教育センター助教，三重大学地域人材教育開発機構講師などを経て，2018年より現職。えきさい看護専門学校，中京大学などで論理学の授業担当を経験。著書に，『科学技術をよく考

える―クリティカルシンキング練習帳』(分担執筆),『シリーズ大学の教授法 4 学習評価』(分担執筆)などがある。

- **嶋﨑和代**[しまざき　かずよ]　6 章共著

  名古屋女子大学健康科学部看護学科　准教授

  専門は基礎看護学，看護教育。総合病院での臨床経験を経て，2003 年より看護専門学校教員となる。2011 年より中部大学生命健康科学部保健看護学科助手，2017 年同大講師を経て，2021 年より現職。看護専門学校での教員研修，総合病院での継続教育研修，看護協会実地指導者研修，看護協会認定看護師教育課程などで研修講師を経験。著書に，『看護教育実践シリーズ 2 授業設計と教育評価』(分担執筆)，『看護のための教育学』(分担執筆)，『看護現場で使える教育学の理論と技法』(分担執筆)がある。

- **立川　明**[たつかわ　あきら]　3 章共著，9 章共著

  高知大学大学教育創造センター　准教授

  専門は高等教育，科学教育。高知大学理学部助手を経て 2007 年より現職。有機化学，自然科学，キャリア支援教育科目等で授業改善を実践し，これをもとに全国で TBL に関するワークショップ，アクティブラーニングに関するワークショップ多数実施。SPOD(四国地区大学教職員能力開発ネットワーク)での研修を担当。高知大学の発行する Tips 集などを執筆。知プラ e 事業高知大学分室長。e-Learning 科目コンテンツを複数作成，授業担当。

- **常盤文枝**[ときわ　ふみえ]　10 章共著

  埼玉県立大学保健医療福祉学部看護学科　教授

  専門は成人看護学，慢性看護学。慢性疾患患者とその家族の心理社会的特徴の探索，その支援のモデル作成等の研究に取り組んでいる。1999 年より埼玉県立大学保健医療福祉学部看護学科，2016 年より現職。著書に『よくわかる輸液治療とケア』(共編者)，『看護教育に役立つ PBL ―問題解決力を育む授業の展開と工夫』(共著)がある。

- **西野毅朗**[にしの　たけろう]　5 章，6 章共著，7 章，8 章

  京都橘大学現代ビジネス学部/教育開発支援センター　講師

  専門は大学教育。同志社大学社会学研究科教育文化学専攻修了。博士(教育文化

学）。2016年より現職。学内外において個々の教員の授業改善支援や，部局ごとの教育課題の解決支援を行っている。著書に，『シリーズ大学の教授法3 アクティブラーニング』(分担執筆)，『大学のFD Q & A』(分担執筆)，『シリーズ大学の教授法5 研究指導』(分担執筆)があるほか，2017年より雑誌『看護教育』において，連載『授業を良くする！ 教育関連理論』を執筆している。

- **服部律子**[はっとり　りつこ]　2章共著
奈良学園大学保健医療学部看護学科　教授

専門は母性看護学。京都大学医学部附属病院で助産師として勤務したのち，1994年京都大学医療技術短期大学部看護学科助手となり，名古屋市立大学看護学部講師，椙山女学園大学看護学部教授などを経て2016年より現職。著書に，『看護教育実践シリーズ2 授業設計と教育評価』(共編著)，『周産期ナーシング』(共著)，『新版テキスト母性看護Ⅰ』(共著)，『主体的な生き方を支えるピア・カウンセリング実践マニュアル改訂新版』(共著)などがある。

- **松岡真里**[まつおか　まり]　9章共著
京都大学大学院医学研究科人間健康科学系専攻　准教授

専門は，小児看護学。千葉県こども病院，千葉大学看護学部，高知大学などを経て，2018年5月より現職。著書に，『系統看護学講座 小児看護学概論・小児臨床看護学』(共著)などがある。

- **吉田　博**[よしだ　ひろし]　10章共著，11章
徳島大学高等教育研究センター　准教授

専門は大学教育，高等教育開発。2009年徳島大学大学開放実践センター特任助教，助教，2013年徳島大学教育改革推進センター助教，2014年徳島大学総合教育センター講師を経て2020年4月より現職。著書に，『学生と楽しむ大学教育―大学の学びを本物にするFDを求めて』(分担執筆)，『シリーズ大学の教授法4 学習評価』(分担執筆)などがある。

索引

欧文

BRD（Brief Report of the Day） 46, 150
EQ トーク 19, 150
High-Stakes Writing 36
IBL（Inquiry-Based Learning） 125
ICT 43
iRAT 99
L-KPT 分析フォーマット 79
LTD 話し合い学習法 19, 150
Low-Stakes Writing 36
PBL（Problem-Based Learning） 113
　── で使用する教材の例 147
　── における学習目標 119
　── の教材 117
　── の効果 114
　── の授業スケジュールの例 146
　── の進め方 115
　── の評価 124
　── のプロセス 115
　── を振り返る 116
PBL チュートリアル 113
　── の流れ 116
RAT 107, 143
　── の問題 107
SNS（Social Networking Service） 43, 150
TBL（Team-Based Learning） 97
　── の学習プロセス 99
　── の効果 98
tRAT 99
You はなぜここに？ 27, 150

和文

あ

アイスブレイク 26, 103, 150
アクティブラーニング 3, 151
　── の技法の例 19
　── の効果 6
　── の設計 12
　── の定義 2
アタック 25 26, 149, 151
アナリティックチーム 19, 151
一斉学習 17, 151
絵合わせ 27, 151
エキスパートグループ活動 89
応用課題 101, 145
　── の原則 106
オフィスアワー 115, 123, 151
オリエンテーション 102

か

外化 15, 30, 36, 47, 152
書く活動 36
　── の意義 37
学習課題 18
学習環境 32, 122
学習管理システム 54, 152
学習指導案 137, 139, 141
学習内容の要約 39
学習目標 13
学士力 5, 152
学生授業 19, 152
仮説検証型 131
仮説生成型 132
課題整理 27, 152
関与 23, 152
キーワード・レポート 46, 152
逆向き設計 105
既有知識 6, 38, 152
教育のパラダイムの転換 5
教育目標の分類 13, 153

教員の役割　28
教室全体でのディスカッション　60
共通理解の形成　76
協同学習　72, 153
議論を展開する力　68
議論を深めるための発問の例　63
クイズ形式授業　19, 153
クリッカー　29, 153
グループ
　── でのディスカッション　60
　── の適正人数　74
　── の編成　122
グループ学習　17, 71, 139, 153
　── での思考のプロセス　76
　── の目的　73
グループ・グラウンド・ルール　26, 153
グループ編成　102
　── の方法の例　75
グループメンバーの決め方　74
傾聴する力　67
ケースメソッド　153
検索経験　47, 154
講義法　2, 3, 6, 9, 15, 18, 154
肯定的相互依存　72
コーネル式ノートテイキング　38, 154
個別学習　17, 154
個別準備学習確認テスト　99
コラボレイティブ・ライティング
　　　　　　　　　　　　　19, 154
コンセプトマップ　40, 154
コンセプトマップづくり　27, 154
コンセンサスゲーム　27, 154

さ

再生形式　49, 155
再チャレンジつき小テスト　19, 155
再認形式　49, 155
ジグソーⅡ　95, 155
ジグソーグループ活動　90

ジグソー法　86, 124, 141, 155
　── の基本的な流れ　87
思考の関係性の整理　76
自己効力感　29, 155
自己評価　124, 155
質問書方式　19, 155
社会人基礎力　5, 98, 156
社会的スキル　7, 124, 156
集団活動に必要なスキル　73
集中学習　50, 156
主課題の分け方　92
授業全体を振り返る　41
書評プレゼンテーション　19, 156
自律的な学びを身につける　9
シンク・ペア・シェア　16, 71, 81, 156
専門課題の難易度　89
相互評価　80, 104, 124, 156
促進的相互交流　72

た

ダイアログジャーナル　44, 156
大好きマップ　103, 156
大福帳　41, 157
他己紹介　26, 157
多肢選択法　99, 157
尋ね人　157
タップス　52, 157
探究学習　125, 157
　── の意義　126
　── の計画　131
　── の成果を発表する機会　133
　── のプロセス　127
探究型ディスカッション　58
チーム基盤型学習　97, 157
チーム準備学習確認テスト　99
チームビルディング　27, 157
知的誠実性　132, 158
チューター　113, 117
　── の役割　114, 121

チューター・ガイド　122
机と椅子の配置の例　33
ディスカッション　56, 158
　―― での振り返り　69
　―― の意義　56
　―― の種類　58
　―― を始めるための発問の例　62
ディベート　3, 158
ディベート型ディスカッション　59
テスト　47
テスト強化学習　47, 158
テスト効果　47, 98, 158
テストテイキングチーム　53, 158
デビルズアドボケイト　63, 158
テレビ CM　27, 158
問いをつくるための観点　130
当日レポート方式　46, 150
導入・展開・まとめ　51, 159
特派員　82, 159

な
内化　15, 159
仲間探し　26, 159
流れ星　27, 159
ナンバリング・ディスカッション
　　　　　　　　　　　19, 159
日誌　41, 159
ノートをとる　38

は
バースデイ・チェイン　26, 159
ハイステイクス・ライティング　36, 160
橋本メソッド　19, 160
バズ学習　20, 81, 160
発言する力　66
発問　61
パネル・ディスカッション　60, 160
板書　65
反転授業　15, 160

反論　63
ピア・インストラクション　53, 160
ピア・エディティング　19, 161
ピア評価　156
ひとこと自己紹介　26, 161
評価シート　31
ファシリテーション・グラフィック
　　　　　　　　　　　65, 161
ファシリテーター　11, 60, 161
フィードバック　50, 104, 133, 161
フィッシュボウル　19, 161
復習テスト　19, 161
双子の過ち　12, 162
フリーライダー　11, 25, 72, 162
振り返り　9, 31, 73, 91
振り返り型ディスカッション　59
ブルームの教育目標の分類　13
ブレインストーミング　103, 162
ブレインダンプ　52, 162
プレテスト　102
プロジェクト基盤型学習　162
分散学習　50, 162
ペア・リーディング　19, 162
ペーパータワー　27, 162
ポートフォリオ　124, 163
ポスターセッション　133, 163
ポストアップ討議法　19, 163
本質的な問い　22, 163

ま
○×クイズ　27, 163
3つ選んで自己紹介　26, 148, 150, 163
ミニッツペーパー　41, 163
無言パーツゲーム　27, 163
問題基盤型学習　113, 164

や
誘導型ディスカッション　58

ら

ラーニングセル　19, 164
ライティング・ディスカッション
　　　　　　　　　　　19, 164
ライト・ペア・シェア　81, 164
ラウンドテーブル　44, 164
ラウンドロビン　81, 164
リフレクションシート　41
リフレクティブ・ジャーナル　19, 165
ルーブリック　79, 124, 165

レポート作成　45
ロ―ステイクス・ライティング　36, 165
ロールプレイ　19, 33, 165
論文集　134

わ

ワークシート　30, 43, 61
ワールドカフェ　82, 165
ワン・センテンス・サマリー　39, 165